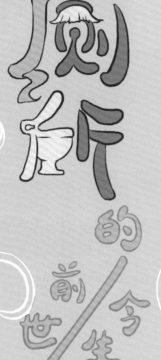

厕所的前世今生

刘来胜/编著

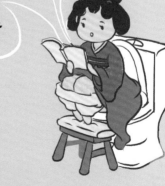

 中国水利水电出版社

www.waterpub.com.cn

·北京·

内 容 提 要

本书以图文并茂、诙谐幽默的方式，全面系统地讲述了厕所的前世今生与未来。全书共设六章，厕所的历史与文化、传承与发展、分类与使用等相关知识，都可以在书中找到答案。小厕所，大民生。在科普知识的同时，引导读者关注"厕所革命"，助力经济社会高质量发展。

本书既可作为大众的科普读物，也可为相关技术人员提供技术参考。

图书在版编目（CIP）数据

厕所的前世今生 / 刘来胜编著. -- 北京 ：中国水利水电出版社，2021.5
ISBN 978-7-5170-9580-4

Ⅰ．①厕… Ⅱ．①刘… Ⅲ．①公共厕所－历史－中国 Ⅳ．①R124.2

中国版本图书馆CIP数据核字（2021）第086742号

书　名	**厕所的前世今生** CESUO DE QIANSHI JINSHENG
作　者	刘来胜 编著
出版发行	中国水利水电出版社 （北京市海淀区玉渊潭南路1号D座　100038） 网址：www.waterpub.com.cn E-mail：sales@waterpub.com.cn 电话：（010）68367658（营销中心）
经　售	北京科水图书销售中心（零售） 电话：（010）88383994、63202643、68545874 全国各地新华书店和相关出版物销售网点
排　版	中国水利水电出版社微机排版中心
印　刷	北京瑞斯通印务发展有限公司
规　格	148mm×210mm　32开本　3.375印张　103千字
版　次	2021年5月第1版　2021年5月第1次印刷
印　数	0001—2000册
定　价	58.00元

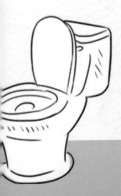

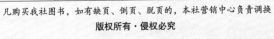

前　言

　　"物质文明看厨房，精神文明看厕所"，一语道出了厕所这个小角落之于社会发展的大作用。中国的农耕文明是中华文明绵延数千年之根本，"没有大粪臭，哪来五谷香"是农耕与厕所之间最紧密的纽带，而这条纽带无形中却制约了厕所文明的进程。当下，农村生态环境的现状已经不能满足人民日益增长的美好生活需要，坚持不懈地推进"厕所革命"，建设农村生态文明，是加快推进国家乡村振兴战略、大力提升农村现代化水平的重要任务，是实现习近平总书记"努力补齐影响群众生活品质短板"愿景的必由之路。

　　"读历史，知春秋"，本书通过介绍厕所的过去、现在及未来，全方位地展现了厕所文明与人类文明相互交织、相辅相成的历史进程，呼吁人们正视厕所之于人类健康的重要性，从而告诉人们如何以认真、客观、积极的态度关注厕所卫生环境改善，推动厕所智慧化发展，培育节水意识，感受厕所民生中的人文关怀。

　　厕所是文明的尺度，也是国家发展的注脚，"厕所革命"所承载的责任与历史意义，要比人们想象的更为丰满、更为宽泛。本书笔触所及不仅在于厕所本身，而更多地力求探索厕所发展背后的文明脉络，为纵深推进"厕所革命"注入文化力量，努力使每一座小小的厕所都能成为人们对美好生活品质的新期待。

　　本书编著工作由刘来胜负责统筹和策划，参与本书编写工作的还包括刘巧梅、高继军、殷淑华、劳天颖、吴佳鹏、王启文、赵晓辉、李昆、张盼伟、李娜、张奇誉、姚思雨、侯伟男、程娜、付敏。本书由陈素萍、刘巧梅、林琳负责全书插画绘制。本书由林琳负责全书美编设计。在此对他们付出的辛勤劳动一并表示感谢。

　　本书出版得到了国家重点研发计划课题"生活污水处理技术研发与示范"（2018YFC0408103）的资助，在此向支持和帮助过作者研究工作的所有单位及个人表示诚挚的感谢。书中参考借鉴的数据资料都尽力作为参考文献在文后列出，但难免挂一漏万，敬请相关作者予以谅解。

　　由于编者水平和本书篇幅所限，加之时间仓促，书中难免存在不足和疏漏之处，敬请广大读者批评指正！

编者

2021 年 4 月 15 日

目 录

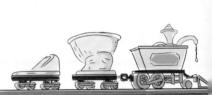
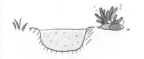

脑洞大开的厕所标志

厕所知识知多少

厕所的未来

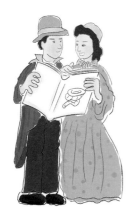

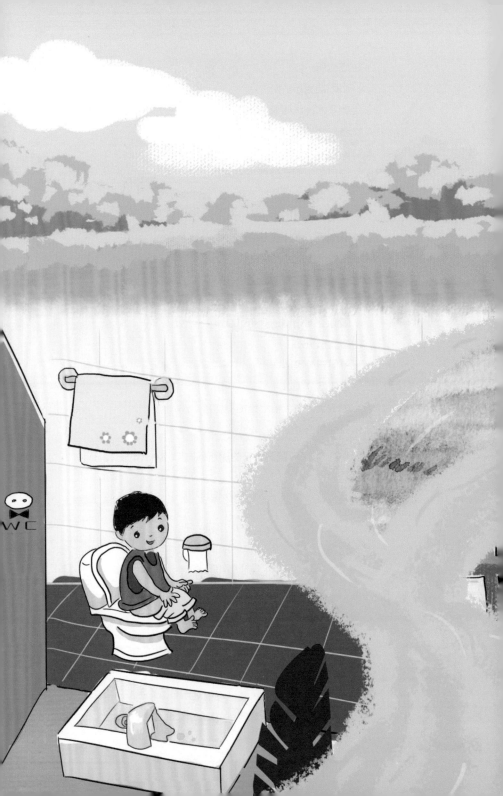

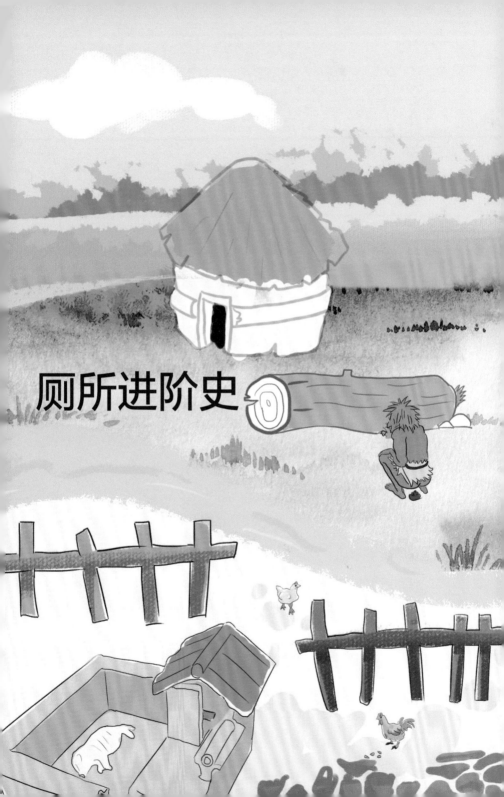

厕所进阶史

中国厕所进阶史

"厕"字发展与演变

　　厕所，是伴随人类发展，与时俱进的场所。一部人类进化的文明史，其实也包括"厕所文化"的发展史。看一个国家的文明程度，很大意义是看这个国家厕所、下水道、垃圾处理等方面的文明程度。今天，让我们访古溯源，从"厕"字入手，来探究一番厕所文化的发展历程。

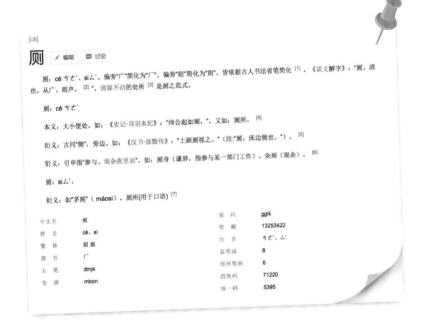

　　从"厕"字释义来看，古人将厕所视作房子旁边的侧屋，是主体建筑不可分割的一部分，因此，古代中国人是很讲究"如厕"的。厕所又称"偃"，《庄子·庚桑楚》："观室者周于寝庙，又适其偃溲焉"，是说古人参观居所，必到厕所去看看，而厕所还须用屏障掩蔽。

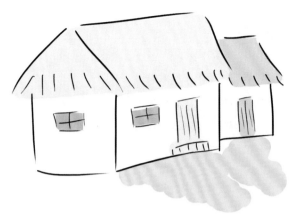

何谓"厕所"？从字义上看，古代的"厕"，从广，广像屋；从则，则当侧，这可将厕所解释为"设于房子旁边的侧屋"。

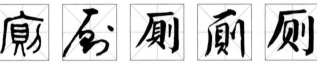

古代厕所的叫法

我国关于厕所的叫法多达近三十种，如沃头、毛司、灰圈、清、溷藩、溷轩、圊、偃、屏厕、都厕、西间、西阁、东司（厮）、舍后、更衣室、雪隐、公厕、官厕、路厕、民溷、屏、厕、圂、茅厕、茅房、茅坑、粪坑、坑厕、厕坑、厕屋、溷厕、厕溷、藩溷等，可见中国的如厕也形成了一种文化。

厕所发展

厕所的发展和厕所文明，比文字的进化发展更早，更直接地影响人们的生活。因此，有的史学家认为，文明并非从文字开始，而是从第一个厕所建

五千多年前	夏商周	西汉	东汉	唐朝	清朝	民国	20世纪七八十年代
厕所起源	路侧厕所	厕所与猪圈结合	男女厕所出现	厕所逐渐美化	官房/公厕收费	粪厂出现	水厕普及

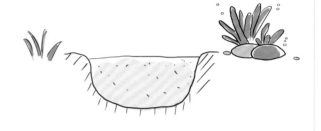

立开始，厕所记录着人类从蛮荒走向文明，也见证着人类卫生观念变迁的历史。

1. 五千多年前

距今五千多年的西安半坡村氏族部落遗址里发

距今五千多年的西安半坡村氏族部落遗址里发现的一个土坑，被视作中国厕所的起源。

现的一个土坑，被视作中国厕所的起源。当时的厕所只是一个设于房舍外的土坑，因古时农家厕所常用茅草遮蔽，故也称"茅坑"或"茅厕"。建造厕所，集中地点排便，这是卫生习惯的一大进步，但这种坑洞式的厕所有两个显而易见的弊端：一是味道较重；二是时间久了排泄物积满，会产生新的卫生问题。

2. 夏商周时期（公元前2070年—公元前770年）

关于厕所最早的文献记载，是西周《仪礼·既夕礼》里的"隶人涅厕"，意思是说人们掘地为厕，待坑满了就让奴隶把坑填上，再挖新的坑。这样反反复复，很是麻烦，于是到了春秋时期，机智的奴隶把坑直接挖到了十二尺以上，怎么省事儿怎么来。《周礼》有"为其井、匽"的记载，郑玄注释"匽"字说，路厕也，这就说明我国早在三千多年前就在路边建有厕所了。

3. 春秋战国时期（公元前 770 年—公元前 221 年）

据《墨子》记载，在城头上要"五十步一厕"，周遭以垣墙围之，"垣高八尺"，守城军民不分男女都必须到公厕便溺。城下则"三十步而为之圂，高丈，为民溷，垣高十二尺以上"。

4. 秦汉时期（公元前 221 年—公元 220 年）

到秦汉时期，厕所的命运开始和猪联系起来。当时的厕所被称为"溷"，建在猪圈上面，利用梯子或者坡道，使粪便直接落到猪圈里，让猪食用，与猪形成一种共生关系。可以说，这是中国"厕所革命"的鼻祖，节能环保，符合绿色循环发展的理念。

在河南商丘芒砀山西汉梁孝王刘武的墓中发现了一处厕所，厕所内部有一套完整的石质坐便器，在坐便器的正后上方的墙上，凿有一条冲厕所的水管通道。此厕距今两千多年，被认为是中国迄今发现的最早水冲式厕所。

梁孝王的王后墓位于梁孝王墓北侧，与梁孝王墓中间由墓道相连。该墓为目前国内最大的崖洞墓，墓中便池右侧立一石质扶手，镶于便池后面的立石板中，坐便池上有两块靴状画像石，其上用阴线刻手法刻画有楼房、常青树和几何纹图案。

从现代考古出土的文物来推断，西汉末年的厕所已经区分男女了。在陕西汉中市汉台区，出土了一件西汉末年王莽时期的"绿釉陶厕"，这座陶厕有房顶，从山墙一侧开有两个门。厕所有墙分隔，门外还有一道短墙，将左右隔开，区分出男厕与女厕。

郑州后庄王 199 号墓出土的与厕所相连的灰陶猪圈，徐州十里铺姑墩出土的东汉晚期的厕所与猪圈，均可证实这种猪圈与厕所相连，饲养猪兼及积肥，已作为一种较为标准的生活方式，在汉代普遍实行开来。

5. 六朝时期（公元 220 年—公元 589 年）

六朝时期一般是指三国至隋朝南方的六个朝代，当时，厕所设置排污圆洞，

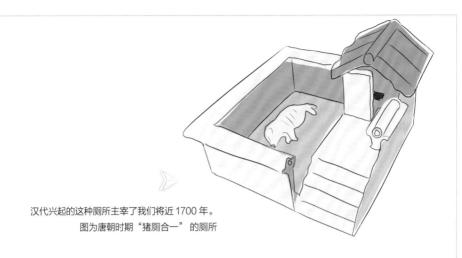

汉代兴起的这种厕所主宰了我们将近 1700 年。
图为唐朝时期"猪厕合一"的厕所

待粪便积存到一定程度，定期清掏，逐渐形成"猪厕合一"的厕所模式，既能减少污染源，又能促进资源的再利用。

6. 唐朝时期（公元 581 年—公元 907 年）

唐朝时期的厕所已进化成围围成的方形厕所，里面有大小合适的蹲坑，现代的公厕也多是采用这种方式。厕所正面还有一个洞，方便知道里面有没有人。唐朝时期有了专门看管厕所的官员，称之为"右校署令和丞"。

7. 宋朝时期（公元 960 年—公元 1279 年）

宋朝开始有公厕了，采用收费制度，甚至衍生出了一种管理厕所的职业。杭州城里出现了专业的清理粪便人员，他们走街串巷，招揽生意上门收粪。

Tips

宋朝开始就有公厕出现了，还衍生了一种管理厕所的职业。据《南宋馆阁录》中记载："国史日历所在道山堂之东，北一间为澡圃、过道。"意思是在南宋官员工作场所的卫生间和浴室中专门配备了水盆、毛巾、卫生纸及洗手液。而且，卫生管理制度也是非常的严格。从地面、洗手盆，甚至到厕纸都一一安排妥当。

8. 元明清时期（公元 1206 年—公元 1911 年）

元明清三朝的几百年间，老百姓出门在外，大小便基本是找个僻静胡同的犄角旮旯解决。一些酒楼茶馆戏院子里有厕所，但不外借。若是独门独户的大户人家和王公贵胄，都是几进深的四合院，里面有旱厕，就是没下水排污管道，必须由掏粪工清理。贫民好几户挤着住的大杂院，会在院外、胡同的犄角静僻处搭个破砖头苇席子围起来的茅房（公厕）。

旱厕需要打扫，应运而生了一个职业叫做"掏粪工"。在过去没有化肥的年代，人畜粪便是上等肥料，掏粪可以卖钱，因此，这个现在大家都不愿意干的职业，在当年却是热门职业。但是这个掏粪行业却被黑恶势力"粪霸"所把

明末清初佚名者所作小说《掘新坑悭鬼成财主》，通过湖州乌程县乡村的公共厕所建设、管理，反映出了这样的一面：

一是清代城市厕所较多。穆太公就是因为到城里去，见道旁都有"粪坑"，才动了脑筋做厕所生意的。在他看来，倒强似做别样生意！

二是乡村厕所非常规范。穆太公请了瓦匠，把门前三间房屋里掘成大坑，每一个坑都砌起小墙隔断，墙上又粉起来，又到城中亲戚人家，讨了无数诗画斗方贴在这粪屋壁上，而后他又请了一位镇上教书先生，为这个厕所题个不伦不类的名字——齿爵堂。

三是厕所生意也要做广告。穆太公怕众人不晓得他所砌的厕所，又求教书先生写了百十张"报条"，上面写着：穆家喷香新坑，奉求远近君子下顾，本宅愿贴草纸。

四是厕所还需美观、方便。穆太公将厕所"粉得像雪洞一般，比乡间人卧室还不同些"。乡间人便后揩屁股用惯了稻草瓦片，穆太公便配上现成的"草纸"，加上他的厕所"壁上花花绿绿，最惹人看，登一次新坑，就如看一次景致"。见那女人也来上厕所，穆太公便又盖起了一间女厕所。

五是厕所的粪便也可以出售。明末清初的《沈氏农书》就有去杭州买人粪的记录，穆太公卖粪正可互证：一时种田的庄户，都到他家来蓄买，每担是价银一钱，也可以挑柴、运米、担油来兑换。

六是厕所文明已经形成。"那些大男小妇，就如点卯一般，鱼贯而入，不住穿梭走动"，穆太公每天"五更便起，给放草纸，连吃饭也没工夫"，这使人感受到明清时期乡村开化习气的吹拂。

北京城有"九门走九车"的说法，即东直门走砖车和木柴车、朝阳门走粮车、西直门走水车、阜成门走煤车、德胜门走兵车、安定门走粪车、崇文门走酒车、正阳门走龙车、宣武门走囚车。安定门由于附近粪场众多，成群连片，粪场的人畜粪便装于粪车后，全经由安定门拉到城外，所以安定门被称为"走粪车"。

持。京城中一个粪霸会霸占若干条胡同的"掏粪权"，他们把胡同称之为"粪道"。要是哪条胡同里有王公府邸大宅门之类，则是粪霸的重点争夺对象，为了争夺高价值的"粪道"，粪霸们当街斗殴刺杀，甚至会打出人命。粪霸霸占了"粪道"，作为他的势力地盘，并立下一张"粪契"，这张粪契可以转让或作为遗产留给子孙，叫价几百两银子。粪霸挣钱的方式是剥削掏粪工，他占了一条胡同，自己并不挨家挨户的上门掏粪，而是让掏粪工去做，掏粪工必须按时给粪霸缴纳"孝敬钱"。

掏粪工每天到各家各户收集粪便，以肩担或车载的方式运往粪场。粪场不仅存放粪便，还要对收上来的粪便进行加工，经过掺灰、搅拌、晾晒等几道工序，最后形成产品，即俗称的"大粪干儿"或"粪土"。粪场将大粪干儿送到北京郊外，卖给种地的农户。

9. 中华民国时期（公元 1912 年—公元 1949 年）

西方的抽水马桶传入中国，但仅在大城市和富裕人家使用，普通百姓仍沿用传统的厕所。民国时期，北京没有下水排污管道系统，也没有抽粪设备，人畜粪便的清运全靠人力，基本延续了清朝的旱厕和人力掏粪。

近代厕所

练马步的好去处——蹲式便器

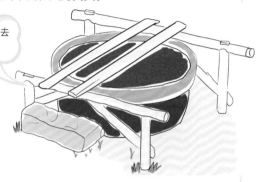

在福建和江西，有一种蹲式便器很奇特，在粪缸上面，设置两根距离约 30 厘米、宽约 8 厘米的长木板，构成一种蹲式便器。

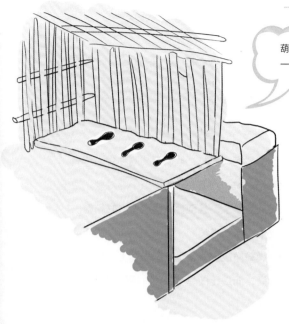

葫芦啊，葫芦啊，一个厕所并排仨

在福建和江西南部，有一种密封极好的蹲式厕所。厕所内为一平坦的木地板，在木地板上每个蹲位开挖两个孔，前面小孔供小便，后面大孔供大便。大孔与小孔似连非连，形似一个葫芦，大便穿孔掉入下面的大木桶里。收集后用于农田施肥。

下图是露天公厕。一座长方形的低矮建筑，入口半遮掩着，两侧写着大大的"男""女"二字。进入男厕之后，靠外墙一侧是小便池，靠里是一排蹲坑。公厕的顶部是半封闭的，靠近小便池一侧是露天的。男女厕所之间有一面墙隔开。

当今社会上流行的各种"占坑"都是起源于这里哦

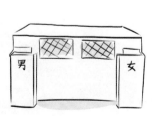
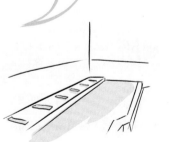

 露天公厕

国外厕所进阶史

两河文明时期

西方最早的厕所，出现在公元前 3000 多年美索不达米亚平原的两河流域，人们在地面上挖一个洞，洞下面再放一个可移动的罐子。相对于野外随地大小便，这种相对简易的设施，迈出了人类如厕文明的第一步。

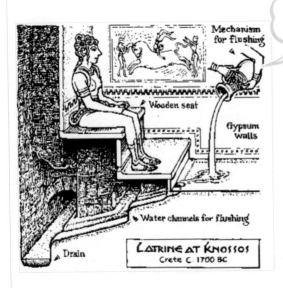

坐着方便，舒服！

米诺斯文明时期

公元前 1700 年—公元前 1500 年，米诺斯文明时期出现了水冲坐式厕所，人类的厕所有了质的飞跃。在米诺斯王国的宫殿里，木制的厕所座位会被修建在排水渠上。待主人方便完，仆人便会挑水倒入水渠，将污秽冲走。

 米诺斯文明时期的厕所

古罗马文明时期

古罗马文明时期通常是指公元前 9 世纪初在意大利半岛中部兴起的文明，古罗马先后经历了罗马王政时代（公元前 753 年—公元前 509 年）、罗马共和国（公元前 509 年—公元前 27 年）、罗马帝国（公元前 27 年—公元 476 年 /1453 年）三个阶段。公元 395 年，罗马帝国分裂为东西两部，西罗马帝国亡于公元 476 年，东罗马帝国直至 1453 年被奥斯曼帝国所灭。

罗马人对于厕所可谓是情有独钟，据统计，截至公元 315 年，罗马城内

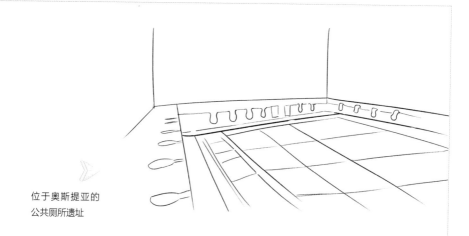

位于奥斯提亚的
公共厕所遗址

大约有 144 座厕所。罗马人的厕所不仅数量庞大，而且分类清晰、性能完善、
功能多样。

　　罗马人的厕所分为公共厕所（简称公厕）和私人厕所，公厕需要使用者缴
纳一点费用。一般公厕会建在剧院、体育馆、浴场等公共场所的附近，座位有
十几个以上。罗马人的私人厕所并不是所有人都有资格使用，只有贵族与富人
才能有条件享受。贵族们为了避免接触冰凉的石板，在如厕之前，先让奴隶把
石板坐热了以后再用。罗马人的厕所是没有格挡的"连坐"，座位下面是流动
的水渠，利用水流将尿液和粪便冲进下水道，然后再进入河流，利用河流的自
净能力进行处理。罗马城发达的下水道系统有效解决了地面上粪便堆积、污水
横流的窘境，甚至一些下水道沿用至今。值得一提的是，当时的厕所还承担着
一个重要功能，即社交场所，由于罗马时期的厕所没有男厕和女厕之分，厕所
作为一个人们必须去的地方，自然成为了政客们演讲的天然舞台，他们也不用

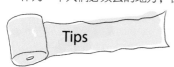

Tips

　　据史料记载，有位古罗马皇帝埃略加伯卢斯（公元 204 年—公元 222 年），他在如
厕之时驾崩了，尸首落入厕所下方的粪坑中。在地球的另一头，可怜的晋景公姬獳晋侯（公
元前 581 年），终于有一个命运相同的人陪伴了。

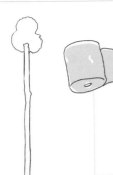

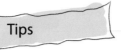

Tips

罗马人用什么擦屁股？他们用的是一种名为 Tersorium 的海绵棒，每个人在使用完后都会先将海绵放到流水中冲洗片刻，待洗净后将海绵浸入盛着醋（没有醋时会直接用盐）的大桶里进行消毒处理，然后交给下一个人使用。

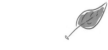

在厕纸商业化之前，世界各地的人们用这些东西擦过屁股

担心能不能把群众聚集过来。

世上第一个真正拥有下水道的正是罗马人，直到工业革命之后，欧洲人才开始大规模兴建下水道设施。而且，那时候的古罗马人已相对文明，对随地便溺这种行为也是深恶痛绝。即便经历了庞贝末日，在今日的罗马城仍能看到多处保存完好的厕所遗迹。在庞贝古城的墙上，我们甚至还能看到这样的警告：不要随地大小便，否则我们就不客气了。

罗马帝国的版图后来迅速扩张，他们到了哪里，就把罗马演讲广场、罗马浴场、斗兽场以及公厕建到了哪里。罗马将军都以端坐在厕所之上起草战斗计划而"臭名"远扬。

中世纪的欧洲

中世纪的欧洲，简易茅房夜壶或简易土罐，一直都是平民百姓的首选。虽然也有挨家挨户收集粪便的掏粪工，但为了省几个钱，许多家庭都

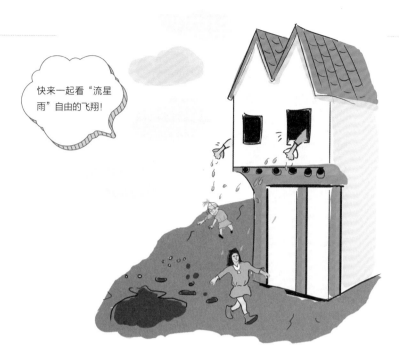

选择直接往窗外倾倒污物。男士们为了显示绅士风度，走在女子的左侧，也就是道路靠近房屋一侧，可以随时遮挡凌空而至的"流星雨"，长此以往，便形成了男士走在女士左侧的习俗。这种直接倾倒便盆的行为，已经变成了公开的秘密，连政府都无法禁止。在欧洲的各大城市，都流传有泼粪时喊的警告口号，以防路人"屎倒临头"。城市大街小巷堆满了无法处理的粪便，欧洲城堡外围的护城河因为积满了粪便，倒是起到防御外敌入侵的作用。

公元 13 世纪，拥有城堡的贵族会在城墙两侧修建一个突起的地方当厕所间，被称为"更衣室（wardrobe）"。通过塔楼往外延伸，边上一块石板挖个洞，便便直接通过洞口掉进下面的护城河里。然而大多数城堡的护城河并不是河，充其量是条壕沟而已，或者一圈死水，在这种情况下，护城河很容易被粪便所堆满，臭气熏天。

随着工业革命的发展，伦敦的城市人口大规模增加，1810 年，伦敦人口过百万，1830 年过两百万，1850 年过三百万。人口多当然屎尿也多，伦敦居民的排泄物越积越多，多到满街四溢。有的街道甚至需要垫上砖头，造出小路，百姓才能顺利避开粪水回家。

工业革命的来临，让欧洲不堪重负，暴涨的城市人口与肮脏不堪的城市环境，成了疾病传播的温床。1831年，伦敦爆发的第一场瘟疫夺去了6536人的生命，截至1832年整个英国就有3万人丧生。在1848—1849年的瘟疫中，整个英国死亡5万人，其中伦敦就死亡1.4万人。粪便中的细菌每年夏天都如约而至，带走无数英国人的性命。痛定思痛的英国议会于1848年颁布了《公共卫生法令》，规定新建房屋必须有排污系统和存放垃圾处。

正是在这种恶臭环境的熏陶下，现代抽水马桶才应运而生，而正是因为抽水马桶走入千家万户，才让伦敦爆发了有"屎"以来最大的危机。根据一项报告显示，1850年，伦敦每户的平均用水量是600升，1856年直接飙升到了1000升，但是当年伦敦的下水道还没有完全建成，大多数抽水马桶都只能与粪坑相连。1858年，被粪水堵满的泰晤士河终于爆发了著名的"大恶臭事件"（Great Stink）。夏天，伦敦居民只能门窗紧闭，甚至挂上在氯化钙溶液里浸泡过的窗帘，以求阻挡臭气。而议会大厦就位于泰晤士河畔，议员们甚至被熏到无法正常工作。

泰晤士河"大恶臭事件"迫使英国政府开始大规模改造城市排水系统，抽水马桶也被污水管线连接起来。1865年，全新、封闭的污水排放系统完工，伦敦修建了大约两千公里的下水道。从此，泰晤士河的水质得到了改善，臭味的问题也得到了解决。经过一系列的法令和改革，伦敦成为了世界上第一座拥

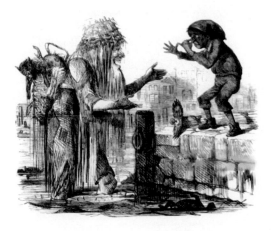

关于伦敦大恶臭的漫画

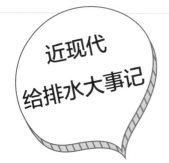

1752 年	1804 年	1855 年	1858 年	19 世纪末
伦敦的切尔西供水公司开始把泰晤士河水用水泵输送到海德公园。	伦敦开始有自来水公司向居民供应用沙子过滤过的水。	霍乱大爆发后，伦敦第一次对城市供水（包括自来水和井水）质量要求有了法律规定。	伦敦恶臭大爆发，国会决心修建现代下水道系统。	伦敦等发达城市开始着手对污水进行处理。

有完整污水下水道的城市，并被各大城市效仿。也正是因为下水道的逐渐普及，抽水马桶才终于可以走入家庭。

在这之后，世界各大城市纷纷效仿伦敦，如 1870 年的巴黎、1884 年的东京等都有了配套的城市排污系统。正是因为城市一体化的排污系统工程，抽水马桶才终于迎来了自己的时代，成为公共卫生的象征。

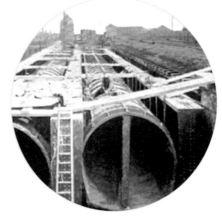

大恶臭时期，
伦敦正在修建的下水道

马桶的演变历史

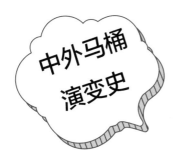

中外马桶
演变史

充满期待

2015 年	首届智能马桶论坛
2010 年	特洁尔无水箱即热式智能马桶
2000 年	智能马桶进入中国千家万户
1960 年	美国医生发明智能马桶
20 世纪	冲水马桶普及
公元 300 年	中世纪
	陶瓷马桶
公元 500 年	英国都铎王朝
	有水箱和阀门的马桶
公元前 1500 年	欧洲
	家庭式马桶
公元前 1000 年	中国 北宋
	木马子
公元前 2000 年	古罗马
	露天厕所

不可想象

中国的马桶

古代大便用的马桶叫"行清"，小便用的马桶叫"虎子"。据说汉将军李广曾经醉射一块像猛虎的石头，箭入坚石。回家后制造了一尊像卧虎一样的便器，称它为"虎子"，用来小便。一来表示纪念，二来表示对猛虎的轻蔑。后来流传开来，人们纷纷将用来便溺之器称作"虎子"。不过到了唐朝，开国皇帝李渊的祖父名叫李虎，于是为了避讳，改"虎子"为"兽子"或"马子"。后来慢慢地"马

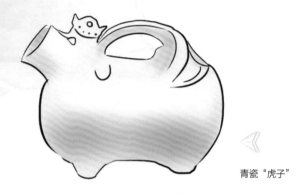

青瓷"虎子"

子"改称"马桶"了，其实就是老百姓说的"尿盆"。

南宋人吴自牧在《梦粱录》里记载了临安城的都市风貌："街巷小民之家，多无坑厕，只用马桶……"这是中国史料中第一次出现"马桶"这一称呼，由此可见，"马桶"一词并非舶来品。

外国的马桶

约翰·哈灵顿爵士为伊丽莎白一世设计出的世界上第一款具有划时代意义的抽水马桶

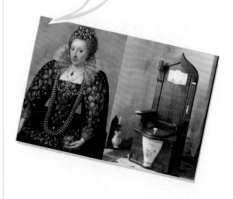

1596 年，英国贵族约翰·哈灵顿爵士（Sir John Harington）为伊丽莎白一世设计出了世界上第一款具有划时代意义的抽水马桶，一个有水箱和冲水阀门的木制座位，成为现代抽水马桶的雏形。不过，这个看似跨时代的发明，在当时并没能立即流行起来。原因很简单，如果想实现抽水功能，就必须将马桶与污水管连通，而污水管道的修建并不那么简单。所以这种抽水马桶并没能得到推广，普通百姓仍钟情于传统的便盆和封闭式马桶。

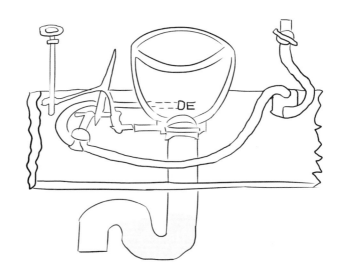

1775 年，第一个具有现代意义的抽水马桶由苏格兰钟表匠亚历山大·卡明（Alexhander Cumming）发明创造。他对哈灵顿马桶的储水器进行了改进，储水器里的水每次用完后能自动关住阀门，还能让水自动灌满水箱。他将抽水马桶下方的管道设计成"S"形，既可将排泄物冲走，又在马桶内保持了一定的水位，形成一个水封，阻隔了下方管道传上来的臭味。

1778 年，英国发明家约瑟夫·布拉梅（Joseph Bramah）又改进了抽水马桶的设计，采用了能控制水箱里水流量的球阀以及 U 形弯管等。

1827 年，约翰·道尔顿 (John Dalton) 第一次将陶瓷用作抽水马桶的缸体和管件。

1848 年，英国议会通过的《公共卫生法令》规定："凡新建房屋、住宅，必须建有厕所、安装抽水马桶和存放垃圾的地方"，这就为抽水马桶技术的发展提供了条件。自此，抽水马桶开始受到人们的欢迎。

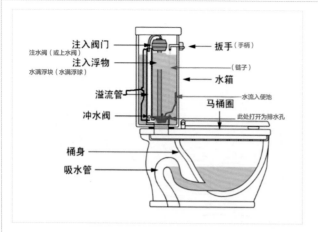

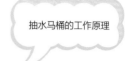

抽水马桶的工作原理

注入阀门
注水阀（或上水阀）

注入浮物
水满浮块（水满浮球）

溢流管

冲水阀

扳手（手柄）

（链子）

水箱

水流入便池

马桶圈

此处打开为排水孔

桶身

吸水管

1851 年，在英国伦敦水晶宫举办的万国工业博览会上，很多人被管道工乔治·詹宁斯（George Jennings）设计的第一座现代化公共厕所吸引。

1852 年，管道工乔治·詹宁斯(George Jennings)发明了公用抽水马桶并取得专利，世界上第一座冲水马桶式公共厕所在英国诞生，标志着人类厕所文明进入新时代。

1861 年，英国管道工托马斯·克拉普尔（Thomas Crapper）发明了一套先进的节水冲洗系统，粪便尿液等废物排放开始进入现代化时期。

1870 年，英国人赫利尔发明了现代冲水马桶，美国人开始在建筑物里安装室内厕所。

1883 年，托马斯·图里费德让陶瓷质地的马桶实现了市场化，成为使用最广的卫生用具，这是一个具有划时代意义的事件。

1884 年，英国管道工托马斯·克拉普尔改进并开始销售马桶。

1885 年，托马斯·威廉·土威福在英国取得第一个全陶瓷马桶的专利，其后每年都有数十件改进的专利获授权。

1889 年，英国管道工托马斯·克拉普尔改进了冲洗式抽水马桶的部件，他使用浮球来控制储水箱的进水，而且发明了虹吸式阀门，防止臭气返回马桶，这同样是抽水马桶史上的关键一步，从此，抽水马桶的结构形式基本上定了下来。

1914年，由英国人在唐山开的启新陶瓷厂（唐山陶瓷厂的前身）制造出了中国第一件陶瓷马桶。

19世纪60年代，抽水马桶开始在欧美盛行，后来传到日本、韩国等亚洲国家。

1964年，美国人阿诺德·科恩（Arnold Cohen）研发了集冲洗和烘干功能为一体的智能马桶盖，并获得发明专利，开启了智能马桶的时代。

1982年，节水马桶开始广泛使用。

2008年，被联合国定为国际卫生设施年。

现代马桶进化史

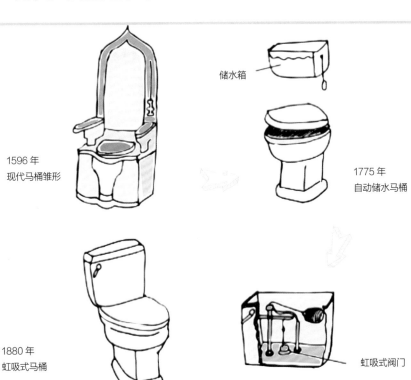

1596年
现代马桶雏形

储水箱

1775年
自动储水马桶

1880年
虹吸式马桶

虹吸式阀门

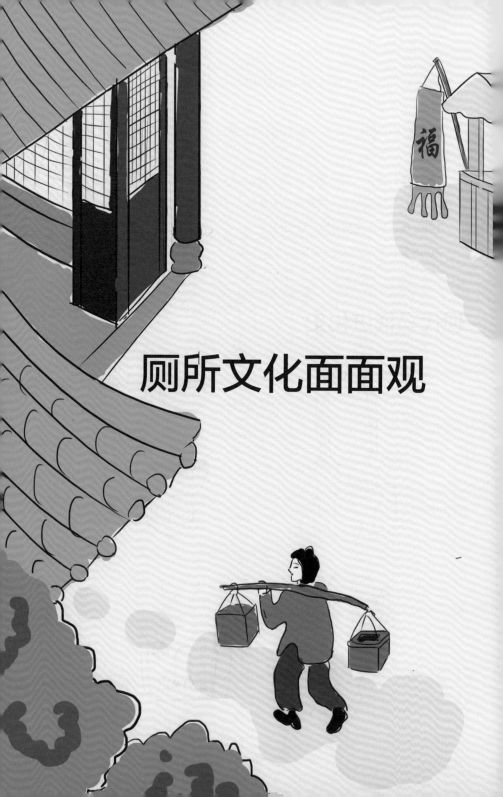

厕所文化面面观

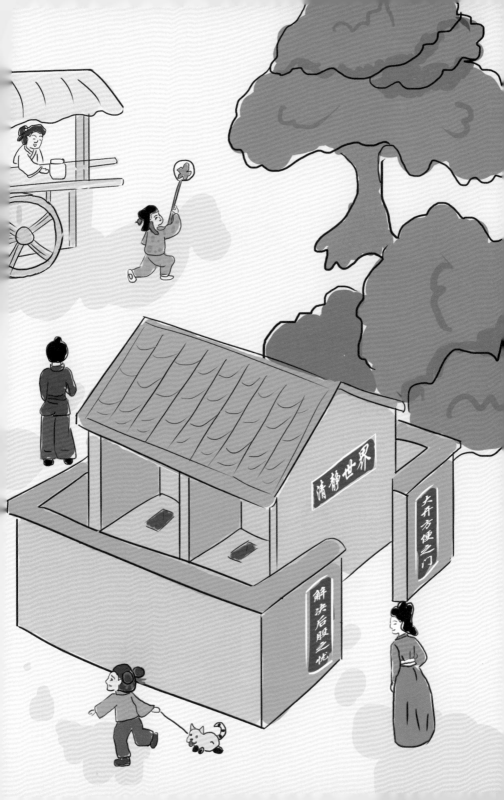

来也匆匆，去也冲冲。

匆匆走，
别，冲冲再走。

今天，
你冲了吗?

起身冲一冲，
大家都轻松。

冲一冲，你好，
我也好。

爱冲浪，就要从冲
水开始。

冲得干净，
用得放心。

冲水是小事一桩，
文明是大事一件。

厕所标语

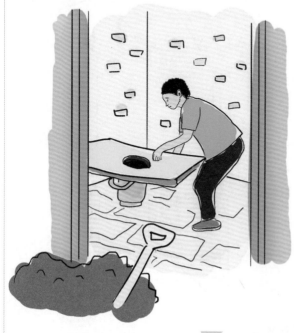

按一下这里，你
会有一个惊喜。

随手冲一冲，方
便又轻松。

轻轻按一下，
清新你我他。

厕所里放屁
——不知香臭

厕所里的茅缸
——装死（屎）

厕所里耍笔杆
——丑（臭）闻（文）

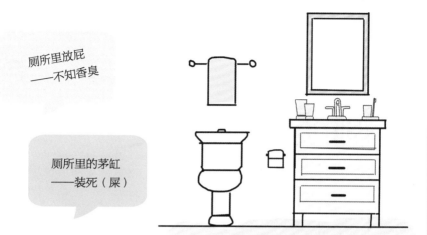

厕所歇后语

厕所里戴表
——有始有终

厕所里插秤杆
——过粪

厕所里边捡手帕
——不好揩（开）口

厕所里点灯
——找死（屎）

厕所里的石头
——又臭又硬

厕所里撑杆跳
——过分（粪）

屎壳郎搬家
——走一路，臭一路

　　厕所在不同区域有着不同的文化内涵，在人们的生活中有着举足轻重的地位，它反映一个人、一个集体、甚至一个地方的风貌。

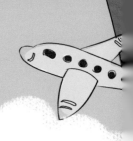

厕所七十二变

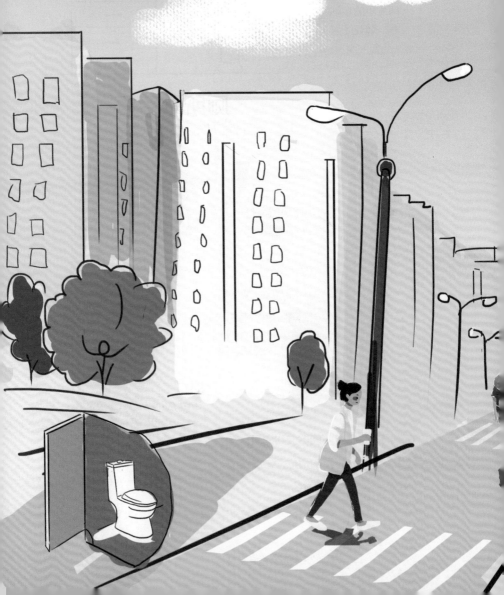

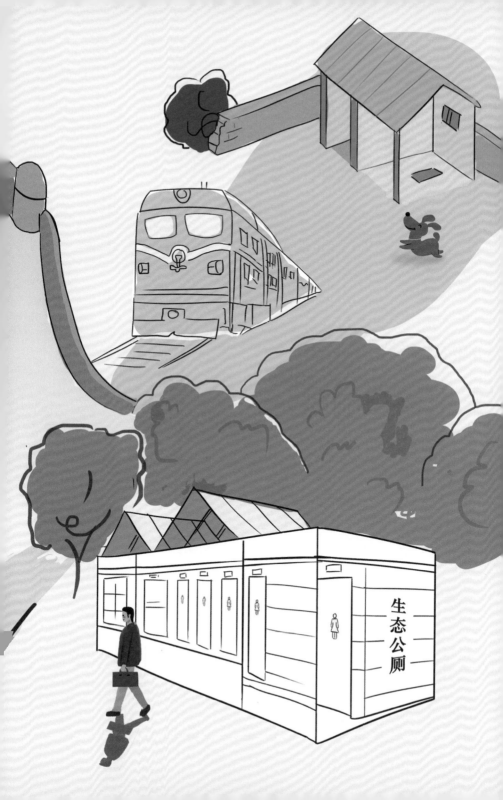

生态公厕

常见厕所

常见厕所类型

国家卫生计生委和全国爱国卫生运动委员会在 2012 年颁布了《农村户厕卫生规范》（GB 19379—2012），推荐了 5 种无害化卫生厕所类型：

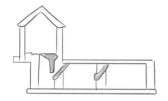

三格化粪池厕所

大部分地区都适用。

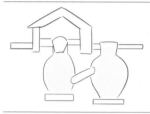

双瓮漏斗式厕所

主要适用于土层厚，雨量中等的地区，如唐山、廊坊以南的地区。

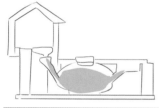

三联通沼气池式厕所

主要适用于有养殖大牲畜的农户。

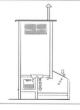

粪尿分集式生态厕所

适用于山区或缺水地区农户及高寒地区。

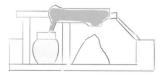

双坑交替式厕所

粪尿不混合，用灰或土盖粪便，不用水冲，各地均可使用，特别是缺水和寒冷地区。

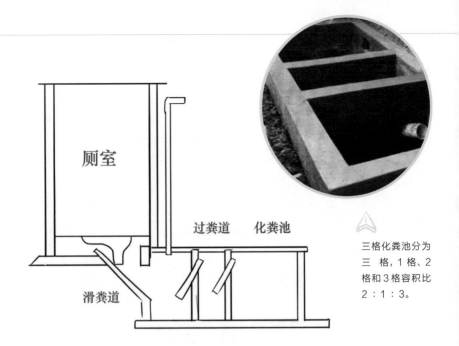

厕室

过粪道　化粪池

滑粪道

三格化粪池分为三格，1格、2格和3格容积比2：1：3。

三格化粪池厕所

三格化粪池式厕所是一种应用较广的无害化卫生厕所。三格化粪池厕所无害化处理效果，厕室基本无臭味，适应性强，该厕所由厕屋、便器和三格化粪池构成。三格化粪池构造特色是化粪池分为三格，1格、2格和3格容积比为2：1：3。三格按照主要功用依次可称为截留沉积与发酵池（第1格）、再次发酵池（第2格）和储粪池（第3格）。三格之间由两个过粪管相连，化粪池加盖封闭。

1. 工艺流程

（1）新鲜粪便由进粪口进入第一池，与池内粪尿水混合后开始崩解并进行厌氧发酵作用，经过20天以上的液化、分层、虫卵沉降，因密度不同粪液可自然分为三层：上层为糊状粪皮，下层为块状或颗粒状粪渣，中层为比较澄清的粪液。在上层粪皮和下层粪渣中含细菌和寄生虫卵最多，中层含虫卵最少，初步发酵的中层粪液经过粪管溢流至第二池，而将大部分未经充分发酵的粪皮和粪渣阻留在第一池内继续发酵。

（2）溢流进入第二池的粪液经过 10 天以上的进一步发酵分解，与第一池相比，第二池内的粪皮与粪渣的数量明显减少，因此发酵降解活动较少，由于没有新粪便进入，粪液处于相对静止的状态，有利于悬浮在粪池中的虫卵继续沉降。

（3）流入第三池的粪液一般已经腐熟，其中病菌和寄生虫卵已基本被去除，达到了无害化要求。第三池主要起储存腐熟粪液作用，可供农田施肥。要求三格池总容积不小于 1.5 立方米，池深不小于 1200 毫米。

2. 卫生学原理

（1）在第一格中粪尿与冲水组成了混合液，形成厌氧环境，开始厌氧发酵。

（2）厌氧发酵降解有机物，改变微生物生存环境，具有杀灭病菌和虫卵的作用。

（3）虫卵沉降到底层粪渣中。

3. 优点及适应性

（1）结构简单，易施工，造价合理，管理方便，粪便无害化处理效果和

注意事项

（1）人口多、用水量大时需要适当增加化粪池容积或增加池数；

（2）在冲水水压不稳定的农村，最好选择高压冲水或舀水方式；

（3）洗澡洗涤用水不能排入化粪池；

（4）如果化粪池破损要及时修复，不能暴露粪水，尤其不能渗漏；

（5）如粪肥不能用于农田施肥，不能直接排放至附近水体，需加第四格或其他方式进一步处理。

肥效好。

（2）三格化粪池可用现场砖砌、水泥预制等方法建造，在工厂生产后现场组装的方式也常见。

4. 改进型

（1）三格式＋土壤渗滤系统

主要针对目前有些农村地区不用或少用粪肥的情况，利用土壤天然的自净能力，减少经三格化粪池处理后的粪便污水对水体的污染所设计。其结构有渗管型和渗坑型两种。

1）渗管型

渗管型土壤渗滤系统是在第三格化粪池的上部接一根内径为 100 毫米的渗水管，渗水管长短以排水量大小而定。一般家庭采用节水型户厕的渗水管长度为 5 米，非节水型户厕为 12 米。

2）渗坑型

渗坑型土壤渗滤系统是在三格化粪池边上建一个 1 立方米大小的渗滤坑，从化粪池的第三格引入一根直径 100 毫米的排污水管通至渗滤坑的上层，渗滤坑以卵石、沙填充。卵石、沙在接纳污水后形成生物膜而起到氧化分解有机物的作用。

地下水位较高的地区不宜采用渗坑型，宜采用多孔渗滤管型。

滤管长度或渗坑大小应依粪水量、土壤特征、气候等因素而定。人口较少的家庭宜采用渗坑型，人口较多的家庭宜采用渗管型。

渗滤层土壤应具有较好的渗水性、吸附性和毛细管作用，一般采用砂壤土、粉壤土等为好。

在渗坑或渗管周围应有 10 米以上的卫生防护距离，在此范围内不应有水井等分散式给水水源，远离人们频繁活动的场所，也不应在大树附近，以防树根对渗管造成破坏。

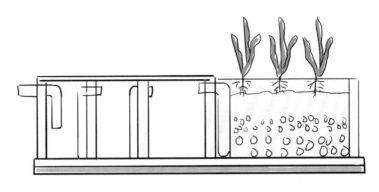

　　 四格式生态户厕

（2）四格式生态户厕

　　四格式生态户厕是在三格式无害化卫生户厕的基础上，建造的第四格人工湿地，是对三格处理的粪液进行深度处理后排放的一种方式。

　　人工湿地是在做好防渗处理后，自下而上分别铺设煤渣、鹅卵石、沙子，覆盖表土，种植美人蕉、鸢尾等植物。

　　此类型与渗坑型渗滤系统相似，适合不使用粪肥、居住分散的农村地区。与建造污水处理厂相比，四格式生态户厕建造费用低，建设周期短，占地面积小，技术含量要求不高，易于维护。

　　人工湿地完全采取生物方法运行，基本不需要专人维护，只需每3～5年清理一次填料池即可。人工湿地中起主要处理作用的是植物的吸收、降解，所以在湿地设计和运行过程中应考虑湿地被填料堵塞、植物死亡与收割问题，同时还应考虑不适应气候寒冷问题。

　　经四格式生态户厕处理后排放的污水符合排放标准，但不建议直接排入自然水体，可用于园林绿化。

（3）三格式＋集中处理

　　对于建三格式户厕的地区，如果农户已不再使用粪肥，可以采用纳管的方式，对第三格粪水与生活污水通过下水管道收集后进行集中处理。具体实施方式如下：

- 污水处理厂；
- 一体化污水集中处理设施；
- 氧化沟（塘）或人工湿地；
- 通过抽粪车运送到粪污处理场集中处理。

应充分考虑村庄所在位置、地形地貌、村民用水情况，以及设施运行的维护成本。

（4）多户合建大三格化粪池

大三格化粪池与户用三格化粪池原理及构造基本相同，主要适用于居住集中、狭小、用地紧张的地方，几家共用一个化粪池。厕屋与便器的建造设置与户用三格化粪池式厕所相同，根据需要可在每家建一个小型化粪井（沉渣池），通过下水管连接到大三格化粪池。

大三格化粪池的容积按常住人口 0.5 立方米／人计算，建造材质可以是砖砌、水泥浇筑，也可以是玻璃钢一体化成型产品等。其质量应坚固、安全、耐腐蚀，粪便处理后达到无害化要求，能用于施肥。

双瓮漏斗式厕所

双瓮漏斗式厕所主要由漏斗形便器、前后两个瓮形储粪池、过粪管和厕房构成。漏斗形便器设置于前瓮的上口，不必水泥固定，可随时提起，以方便从前瓮清渣。前瓮建于厕室地下，有的地方将前瓮埋在厕室外地下。便器下面连过粪管 1，通到厕室外的前瓮内。漏斗形便器宜用陶瓷制造，有的用水泥预制，其外表涂一种高分子涂料，以增加润滑性。外表润滑、吸水率低，有利大便的冲刷和下滑。漏斗形便器置于前瓮上部也增加了粪池的密闭性，使前瓮内呈漆黑环境，可阻断蝇类繁殖，具有防蝇、防蛆和部分防臭功用。

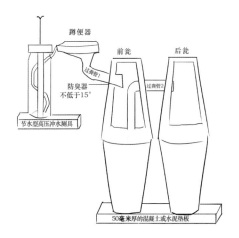

 双瓮漏斗式厕所

1. 工艺流程

新鲜粪便由过粪管 1 进入前瓮，与瓮内粪尿水混合后开始发酵分解，经过 30 天以上的生化作用，因密度不同粪液可自然分为三层，上层为糊状粪皮，下层为块状或颗粒状粪渣，中层为比较澄清的粪液。发酵好的中层粪液经过粪管 2 溢流至后瓮，大部分未经充分发酵的粪皮和粪渣阻留在前瓮内继续发酵。流入后瓮的粪液已基本达到无害化要求，可以供农田施肥之用。

要求两个瓮总容积应不小于 1.0 立方米，瓮深不大于 1.5 米。

2. 卫生学原理

其原理与三格化粪池厕所相同，通过厌氧发酵，粪水混合形成厌氧环境，通过厌氧发酵降解有机物，改变微生物生存环境，具有杀灭病菌和虫卵作用，粪皮和粪渣中的虫卵被沉降、溢流或杀灭，中层腐熟的无害化粪液得到利用。

3. 优点及适应性

（1）双瓮漏斗式厕所与三格化粪池厕所的原理相同，采用节水型冲水便

（1）人口多、用水量大时需要增加至三瓮或增加单瓮容积；

（2）控制用水，选择高压冲水或舀水方式，不能使用大冲水量的便器；

（3）洗澡洗涤用水不能排入瓮中，儿童粪便投入前瓮；

（4）双瓮破损要及时修复，盖要密封，不能暴露粪水或产生渗漏；

（5）如粪肥不能用于农田施肥，不能直接排放至附近水体，需采用其他方式进一步处理。

器，粪便无害化处理效果好。

（2）适用于土层较厚地区，其结构简单，易于企业规模化生产，可大量、快速定制生产，运输、安装方便。

（3）缺水地区用少量水冲洗即可使用。

4. 改进型

（1）瓮式化粪池

在双瓮的基础上增加一个瓮，形成前、中、后3个瓮。

这样的改进，可以提升无害化效果，增加使用人数。针对男女分厕的家庭，可以设置两个前瓮，通过两个进粪管进入同一个后瓮中。

（2）两格式化粪池

1）结构与原理

两格式化粪池由不渗漏的两格池和一个过粪管组成。

两格式化粪池规避了双瓮式户厕存在的占地较大、双瓮中部连接易渗漏、双瓮间出现相对位移导致过粪管损坏的问题以及寒冷地区因埋深大造成的双瓮变形问题。

2）两格式化粪池的建造

两格式化粪池可以砖制建造、混凝土预制，也可采用预制厕具产品。

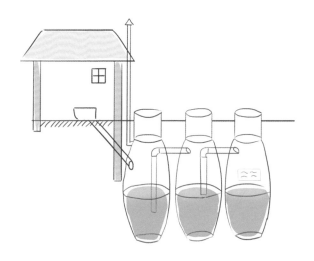

改进型瓮式化粪池：
在双瓮的基础上增加一个瓮，形成前、中、后3个瓮。

总容积不小于1.5立方米，根据使用人口数、用水量大小可适当增加双格容积。化粪池深度不小于1.5米。

过粪管设置：过粪管的下端口位于第一格距池长500毫米处；在第二格上端口，上缘距池顶110毫米处，管内径不小于100毫米。过粪管连接处应牢固密闭不渗漏，可采用倒L形或直管斜插的方式。

在北方地区，化粪池液位在冰冻线以下，化粪池的上部应留有空间，池顶上面加保温材料。

在化粪池的一、二池预留的清渣口、清粪口，通过竖井（材质可以是砖砌、水泥管、波纹管等）与地面出口连通，化粪池顶部、竖井周围加填保温材料。

3）双瓮＋土壤渗滤系统

后期处理参见三格式户厕的改进型。

4）双瓮＋集中处理系统

后期处理参见三格式户厕的改进型，也可以单户渗滤处理或集中处理。

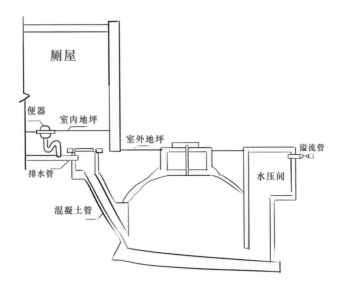

三联通沼气池式厕所

　　沼气发酵池厕所简称为沼气池厕所，适用于我国南方乡村区域，在我国北方只要处理好防冻问题（例如沼气池建在暖棚内），沼气池厕所运用作用也比较好。推广沼气池厕所既能削减和控制随意排放大便对环境的污染，切断大便传播肠道传染病和寄生虫病的路径，又能为农户供给沼气和农家肥。

1. 工艺流程

　　需要有资质的专业队伍建造，也可企业生产后现场组装。

2. 卫生学原理

　　人畜粪便和各种有机废物直接进入沼气池中，在厌氧条件下，经微生物发酵降解，产生沼气等（主要是甲烷），其中的沼气可用作燃料，沼液、沼渣可

注意事项

（1）占地面积相对较多，一次性投入较大；

（2）需要饲养家禽或牲畜（3~5 头猪粪尿可满足一家用气要求）；

（3）用水较多，需要在取水较方便的地区使用；

（4）出现故障一般需要专业人员维修。

用作农作物施肥。

3. 优点及适应性

（1）粪便无害化处理效果好，肥效好；

（2）沼液可以直接喷施，有杀虫和提高产品质量的功效；

（3）沼气可以做饭和照明，节省燃料；

（4）经济效益比较明显；

（5）尤其适合气候温暖地区，寒冷地区冬季做好保暖也可应用。

粪尿分集式生态厕所

粪尿分集式生态厕所是运用粪、尿不一样的生物特性，分别搜集、处理、运用。粪尿分集式厕所是一种防蝇、无臭、可使大便无害化，不污染外环境，节约用水，可回收尿肥、粪肥，适用范围广泛的生态无害化卫生厕所。粪尿分集式生态无害化卫生厕所是一种新型旱厕，把数量较多且不含病原体的尿直接运用，把数量较少、含病原体较多的大便独自搜集进行无害化处理，处理后的大便作为优异农家肥用于农作物，完成生态循环。

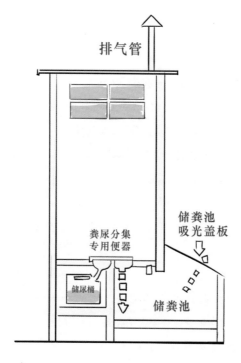

粪尿分集式生态厕所工艺流程示意图

（1）使用范围：由于粪尿分集式厕所在使用过程中完全不需要水冲，所以适用于山区或缺水地区农户及高寒地区。

（2）基本结构：由厕屋、粪尿分集式便器、男士专用挂墙小便斗、尿液导流管、储尿池、储粪池、排气管、晒板等组成。

（3）便器：粪尿分集式蹲（坐）便器具有前后两个排出口，前部较小用来排尿，排尿口内径不小于50毫米，下端接排尿管收集尿液与储尿池连接；后端较大口用来排粪，排粪口内径不小于160~180毫米，并与储粪池相连。便器加盖，可阻止臭气外溢。如条件允许，可根据需要设置男士便器并与尿收集管或储粪池连通。

（4）储尿池：容积约为0.5立方米，建于阳光非直射面，冻土层以下，可加装水桶进行收集，适用于应用尿肥农户。储粪池：依据地下水位的高低选择建于地上、地下或半地上。单储粪池不小于0.8立方米，建议长1200毫米、宽1000毫米；双储粪池建议长度1500毫米，高800毫米，每池有效体积应不小于0.5立方米。

（5）排气管：应在储粪池上端安装排气管，高于厕屋顶至少500毫米，加装防雨帽（防蝇、防风等）。

（6）避免水冲：粪尿分集式厕所无害化的途径是覆盖、脱水，要求粪便、尿液完全分开，避免有水冲，便后在粪坑内加入干灰（草木灰、炉灰、庭院土等），用量多于粪量直至储粪池保持干燥，草木灰的覆盖时间不少于3个月，炉灰、黄土等覆盖时间不少于10个月，新厕应用前在坑内垫入不少于100毫米厚的干灰。

1. 工艺流程

主要有粪和尿两个收集口的便器，下面是容积不小于0.8立方米的储粪池和容积不小于0.5立方米的储尿池。

2. 卫生学原理

粪便中75%是水分，其他是未消化的有机物，含有纤维素等大分子物质。致病微生物和肠道寄生虫等主要存在于粪便中，虽然单个重量很小，但数量众多。人排泄物中所含的养分主要是氮、磷、钾，其中80%以上存在于尿液中，且以作物易吸收的形式存在。粪尿分集式厕所的原理是将粪和尿分别导入储粪池、储尿桶中分开收集。把量多、富含养分且基本无害的尿兑水后可作肥料利用；对含有致病微生物和肠道寄生虫卵的粪便单独收集，用草木灰覆盖可干燥脱水，使粪便达到无害化处理要求。

（1）当地需有充足的草木灰，便后需要及时加灰覆盖；

（2）适用人口较少家庭，不适用公厕；

（3）排尿管冻裂或脱落后要及时维修；

（4）不容易保持清洁，需要勤于清扫维护。

3. 优点及适应性

（1）生态旱厕，造价低廉；

（2）基本不用水冲，仅需少量水冲洗小便池；

（3）干燥的粪便体积小、无臭味、无害化，可做粪肥；

（4）适合在缺水、干旱、寒冷地区使用。

双坑交替式厕所

1. 卫生学原理

建造两个储粪池，粪尿与土混合，当使用的第一个储粪池快满时，将其密封堆沤，同时启用第二个储粪池。经过半年以上的堆沤，待第一池内粪便充分分解沤熟后，全部清出，再重新投入使用，同时密封第二池，实现两个储粪池交替循环使用。由于冬季密封堆沤不是高温堆肥处理，仅仅是厌氧的堆沤，因此冬季寄生虫卵可能没有全部灭活，建议进行二次堆肥处理后再用做底肥。

2. 优点及适应性

（1）传统旱厕形式，不改变原有如厕习惯；

（2）不用水冲，黄土覆盖；

（3）固体粪肥方便运输和施肥；

（4）主要适用于中、西部习惯使用固体粪肥的地区。

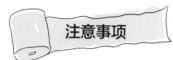
（1）便后及时黄土覆盖；

（2）管理不好容易出现粪便暴露，产生臭味；

（3）两个坑不能同时使用，一个使用时另一个要加盖密封；

（4）厕内卫生较难保持，需要勤打扫。

旱厕

　　乡村旱厕具有几乎不耗水的好处，且能将粪尿作为农肥再利用，是传统农耕体系的重要一环。通过微生物发酵，降解粪便，可以有效除臭、除蝇、除蛆，减少致病菌滋生。

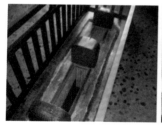
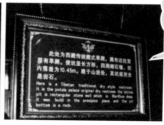

布达拉宫的旱厕

　　布达拉宫的旱厕没有底，排泄物直接跌落悬崖，300 多年以来，一直都没有清理过。且由于西藏地区大风天气多，风力大，最后这些排泄物都被吹成一小块一小块，降落在高原的各个角落，回归大自然。

陕北佳县古枣园及泥河沟村设计的枣林旱厕

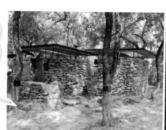
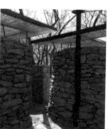

生态厕所

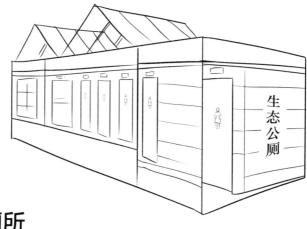

太阳能厕所

普通厕所的缺点:

普通厕所无采暖设备，北方地区冬季室温降到零度以下，不仅给如厕的人带来困难，也使厕所内管道设备经常被冻坏，维修量增大。

太阳能厕所的优点:

对建筑外墙进行保温，屋顶加装太阳能板或把向阳面做成集热墙。

1. 无水打包型

该厕所的核心由可生物降解膜制成的包装袋、机械装置和储便桶三部分组成。如厕者便后离开，牵引装置自动启动将排泄物打包、密封，防止臭味外泄。包装后的粪便由环卫部门收集送往粪便集中处理场进行无害化处理。在厕所使用地不污染环境，不留下残留物，且无需水源。

2. 免水生物处理制肥型

该厕所的核心是安装了一个生化反应器，反应器中有可定期补充的生物填料。滑入反应器的粪便通过微生物的作用而降解，反应过程产生的高温可以消灭各种病原菌。粪便发酵完成后变成主要成分是腐殖质的有机肥，这种肥料可以包装出售，也可以用于当地的绿化工程。

循环水冲洗厕所

1. 尿液单独处理

这种类型的生态厕所单独收集尿液，加入药剂去除异味后，回用于冲洗厕所。粪便被搅碎后变成纸浆状的东西，干燥后制成肥料还田，国内蓝洁士生态厕所就是这种类型，日本也有类似的处理装置，它是通过特殊设计的粪尿分离装置完成粪尿的分离。尿液通过微生物作用，脱除氨氮和其他异味气体回用于冲厕，粪便采用生物处理后外运。

2. 粪尿混合处理

这种类型是目前国内生态厕所的主流产品。通过环境工程的手段，利用微生物的新陈代谢作用和物理化学作用，完成对粪尿污染物的降解，最终转化为二氧化碳和水排入环境，同时再生成清洁的水供冲洗厕所使用或直接排放进入环境。

（1）好氧生物处理法

首先将收集的粪尿经过沉淀，在沉淀储存过程中，粪便溶解并水解，然后进入曝气阶段，好氧微生物在曝气池中将粪尿中的绝大部分的有机物转化为二氧化碳和水，然后通过沉淀过滤等补充处理，获得悬浮物含量极少的出水，再采用膜过滤、吸附剂、氧化剂等手段，对处理出水进行脱色灭菌处理，最终获得清洁水，回用于冲洗厕所或绿化。

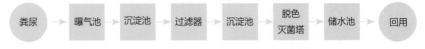

好氧生物处理生态厕所流程

（2）膜分离法

厕所粪尿的收集仍采用传统的化粪池，化粪池的上清液被抽送到膜分离组件，通过膜选择性分离，生产出清洁的水，回用于冲洗厕所。

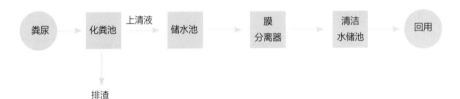

膜分离处理法工艺流程

（3）高效优势菌种处理法

通过筛选培养，获得专门针对粪尿处理的高效优势菌，依托该菌群实现粪尿的高效快速净化。其本质与好氧生物处理相同，但需要定期投加菌种。

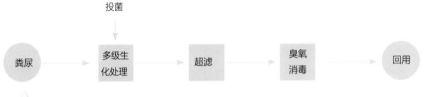

投菌处理法工艺流程

（4）厌氧生物处理法

适用于乡村及散居的住户。粪尿先通过化粪池处理，在启用初期要补充一定量的微生物菌剂，化粪池出水再接一级土地处理系统，经过土地处理后的出水直接渗入地下或排入地表水体。

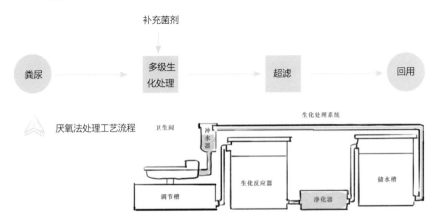

厌氧法处理工艺流程

微生物旱厕

此类型厕所容易建造，使用简单，适用于干旱缺水及寒冷地区，主要利用微生物分解粪便的特性，优选微生物菌种，通过投放至旱厕储粪槽，加快粪尿发酵，减少臭味和异味产生。此类型厕所需要适宜的温度和湿度；根据菌种不同，还需要定期添加菌剂。目前有三种主要形式：

（1）一体化生态旱厕：无水马桶＋生物反应器组成坐便器，便后添加由微生物菌种＋秸秆、稻壳等形成的生物降解助剂。采用一体化设计，直接安装在室内，就地处理，残留物很少。

（2）改造的生态旱厕：优选具有除臭和防冻功能的微生物菌种，制成旱厕除臭消化剂，投放至旱厕储粪槽，基本无污染残留物。直接利用旱厕坑改造成不渗不漏的储粪槽，上面设置密闭的无水马桶。

（3）源分离生态旱厕：通过粪尿分集式便器分别收集粪和尿到储粪槽和储尿桶中，储粪槽添加经特殊处理的碳化木片＋微生物菌种混合制成的除臭消化剂，搅拌处理后即成为无臭无味的肥料；尿可兑水施肥。

粪污一体化生物强化处理技术

收集粪便和生活污水，通过在处理设备中添加一定量的生物强化菌剂，对污水进行高效降解，实现污水净化和冲水的循环利用。该技术可应用于整村、联户或单户家庭，其中整村或联户需要下水管道。通过添加强化菌剂，并对污水进行曝气，可以达到污水排放标准。温度和曝气对处理效果影响较大，冬季寒冷时低温需采取保温增温措施，如曝气中断时间过长需重新添加菌剂。

粪尿集中清运处理系统

适合居住相对集中、没有条件建设下水道设施（如山石地质）、家庭无用肥需求的地区，可采用社会化的清粪方式。

- 可利用原有三格池、双瓮池、沼气池或储粪池；
- 不能将其他生活污水排入；
- 采用抽粪车抽粪，卫生易保持；
- 需要一定的清运处理费用；
- 需要处理场地，可与有机农业合作。

真空负压收集处理系统

真空厕所是利用冲厕系统产生的气压差，以气吸形式把便器内的污物吸走，从而达到减少使用冲厕水并抽走臭味的目的。

真空厕所进行前端收集，与后端生态处理相结合，是一种节水高效的生活污水处理解决方案。真空厕所收集的污水浓度非常高，粪污的缩容减量将为下一步粪污处理降低成本创造良好条件。

新型生态厕所

1. 纳米膜技术 + 干式燃烧型厕所

前端坐便器采用旋转抽气 + 刮板方法实现无水冲厕，后端设备安装在底座上，采用螺杆进行固体和液体分离；液体用膜处理，固体用微型燃烧装置燃烧成灰烬。

2. 蓝色分集独立厕所

粪尿分集式底座，从源头分离粪尿；尿采用超滤膜反应器、活性炭过滤和电解处理。粪便通过超临界水氧化反应器进行加工处理。

3. 生态卫生厕所（电化学型）

粪尿混合物在化粪池中进行厌氧 / 好氧消化，从化粪池和生物处理装置流出的污水在电化学系统的半导体阳极处氧化形成氧气，最后在阴极处还原水形成氢气；采用膜微滤技术过滤污水。

4. 高温处理型厕所

粪尿通过真空泵用机械压滤进行固抽吸和压滤机液分离；经高温高压反应室处理后尿液形成水可回收利用，粪便形成无害化的固体饼。

5. 干式燃烧型厕所

粪尿进行机械性分离，固体进行闷烧，产生的热能对液体进行消毒。

特殊厕所

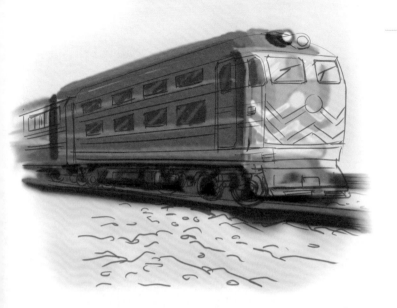

绿皮火车上的厕所

我们为什么看不见那些排泄物呢？

火车上的厕所究竟是如何处理排泄物的？

坐过 K 字头、T 字头以及绿皮火车的小伙伴应该都会发现一个问题——火车进站停车时，厕所是不能使用的。甚至在火车进站的时候，列车员都要把厕所里的人叫出来，等火车恢复行驶以后再将厕所门打开，恢复使用。那么火车上的厕所是什么样的原理呢？

传统老式火车采用的均是直排式的厕所，因以前成本与技术限制，火车是不进行下水收集的，当乘客乘坐火车上厕所时，排泄物直接排放到轨道上。

由于火车速度较快，各种排泄物（包括卫生纸等）在被排放的过程中都会被急速的气流粉碎分解，而不会在铁轨上堆积，即使有一些残存的废弃物没有被分解，沿线的铁路工作人员也会进行清理。

因为排泄物直排到铁轨，所以当火车到达站点或者进入城市，车速降低时，气流压力就会变小，无法对排泄物进行分解，因此，厕所就会被列车员锁住，禁止人们上厕所。

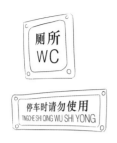

绿皮火车上的禁用标志

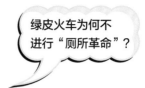

绿皮火车为何不进行"厕所革命"？

绿皮火车的厕所会直接将乘客的排泄物排放到铁轨上，这样的话，清理那些排泄物不是很难吗？况且不会污染环境吗？铁轨两旁不会变得特别臭吗？

为何绿皮火车厕所这么多年了还没改进？其主要涉及一个性价比的问题，绿皮火车的改建投入不如直接造一列新车。随着高铁路线的铺设普及，人们的生活条件日益变好，绿皮火车开始逐渐淘汰。

高铁、动车厕所冲水方式是什么样的？

动车上使用的是真空集便器，只需按压冲洗按钮，就会自动冲水，每次冲洗间隔时间约 2 分钟。

按钮有自动记忆功能，如果还没出水，你只需要再等一会儿就好，这并不表明设备有故障。

动车和高铁上的厕所

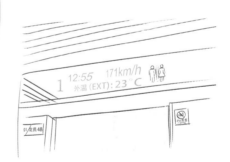

动车和高铁厕所都设在哪儿？

动车组列车的厕所设在每节车厢的末尾处，同时车厢上方的电子屏会实时显示卫生间使用情况。每个车型的设计略有不同，有的车厢有厕所，有的没有。比如 CRH2A，厕所在 1/3/5/7 车；CRH5A，每个车厢都有厕所。

当人形标志显示绿色时表示没人，人形标志显示红色时则表示有人。动车车型各有不同，卫生间的门有自动的、有手拉的、也有手推的。

动车和高铁上厕所有什么禁忌?

1. 未锁厕所门遭"误闯"

以自动门为例,点击按钮厕所门自动打开,进入之后门会自动关闭。注意:此刻门并没有上锁!不管是什么门,进入厕所后第一件事就是锁门!不然门外的旅客可能"误闯"!

2. 冲水误按 SOS 键

冲水按钮、SOS 按钮长得太像,经常会被误按。厕所内设有 SOS 呼叫按钮,方便乘客发生意外时紧急呼叫,以便在发生紧急情况下,列车员能第一时间赶到现场。SOS 按钮和冲水按钮位置不同,也有明显的文字标识,冲水时一定要看清楚再按。

3. 禁止在厕所内吸烟、喷防晒霜

2018 年 5 月实施的铁路新规:"在动车组列车上吸烟或者在其他列车的禁烟区域吸烟,不仅会被罚款,半年内还将不得乘坐火车"。动车组列车是全封闭式车厢,安装有极为敏感的烟雾感应装置,一旦触发将影响列车运行安全,在卫生间喷防晒喷雾与吸烟类似,也会触发烟雾感应装置。

粪便堆积在污水箱后怎么办?

新式动车、高铁厕所的设计使用了少量水 + 压差气流的方式将排泄物抽走,并且增加了延时冲水功能,被抽走的污物被存放在每节车厢的污水箱中,然后要如何进行处理呢?这个时候就需要"高铁吸污人"登场了,他们专门负责清理高铁集便器中的粪便,两人一组,将入库检修动车上的污物全部吸完。

商务座和一等座旅客比较少,产生的污物不多,清理时间会很短,二等座由于乘坐的旅客多,产生的污物就多,吸一个污物箱要花 3 分钟,一列动车总共有 8 个污物箱,清理完一列动车的所有污物大约要花半个多小时。

> 高铁上的排泄物都到哪里去了？

我国大约从 2000 年开始对列车上的厕所进行改造，目前所有的动车、高铁、大部分的 25T 型列车与少部分的 25G 型列车已经采用了真空集便器，实现了"真空集便式"处理。这种集便器利用正负压的原理，当活阀（开关）打开时，借助正压的压力使排泄物进入污箱内。当列车到终点站后乘务员利用专门的管道，将污箱里的废物接入真空吸污泵站内，进行无公害处理。

因此即使到了如今的高速铁路时代，动车、高铁在进站的时候，乘客也可以继续使用厕所了。

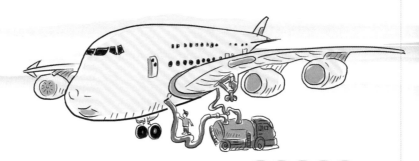

飞机上的厕所

> 真有"尿冰""屎雨"？

1. "史前"时代：飞机厕所还真是直通外部的

最早带厕所的飞机是 1921 年的水上大飞机"卡普罗尼 Ca.60"，但这个大块头第一次试飞的时候只爬升到了 18 米便坠落了。

而后一段时期的飞机厕所有多种说法，美国国家地理所拍摄的《抽水马桶的秘密》中提到：早期飞机上的厕所只是把漏斗接上管子，直通飞机外部；而在第二次大战期间，漏斗换成了桶，由机员负责在航程中把桶倒干净。还有一种说法是，第二次大战期间的飞行员使用粪便瓶子，这些装满排泄物的瓶子会被直接从窗户扔出去。虽然各种说法略有分歧，但基本上可以证实，早至 20

世纪四五十年代，飞机厕所是直通外部的。

2. "化学马桶"时代：从天而降的"蓝冰"偶有发生

"史前"时代并没有持续太长时间，化学马桶技术就被应用到了飞机厕所中，这也是现代飞机马桶技术的开端。如今家用的虹吸式马桶是依靠集水槽来产生被动的吸水效应，从而冲走污物，但是，一旦水槽没水，无论是因为设计原因还是飞机颠簸造成水洒出来，就会造成没有水冲厕所。因此，从这个时候起，飞机采用的是积极的动力疏散系统，利用电动泵大大提高了工作效率，每次冲洗马桶时会有干净的水流流出，而脏水则从水槽排到机上的存储槽，从此，告别"直排"阶段。

厕所的进化过程中常出现"蓝冰"事件。这个时代的机用厕所虽然相较于老式的粪便桶是一个显著的进步，但仍然有明显的缺点。譬如，飞机每次飞行都得装上数百加仑蓝色的除臭液体 Anotec，这样会增加燃料的消耗，减少载客数量。早期的 Anotec 成分是甲醛和漂白粉，会刺激眼睛和皮肤，而 Anotec 最大的缺点在于容易泄漏，有时候还会流到机身外，蓝色的液体与粪便混合形成低温的球状物附着在机身表层。当飞机快着陆时，这些球状物会部分融化，从飞机脱离落到地面，形成"蓝冰"。

3. 现代真空马桶：用水少，废弃物集中在存储仓，降落后处理

现在飞机上的真空马桶已经精密很多了，采用强大的吸力，只需少量水就可以把污物冲洗掉。飞机的机腹装了一个大储存槽，像是大型的干湿两用吸尘机，吸尘机系统把马桶里的东西吸进机腹里的化学储存槽。整个飞行过程中污物就一直保留在储存槽中，降落后由地面工作人员把储存槽抽干净，而储存槽外部的栓子保证飞行员不会在飞行过程中意外将污物洒落地面。

飞机到达地面后，会有地面服务部门的专业排污车过来收集和处理污水污物。地面操作人员将排污车上一条粗长的管子与飞机"粪罐"出口连接，打开保险开关后，飞机内的污水污物，就会顺着管子流到排污车内。现在飞机飞"翔"的情况基本上已经不可能产生了，"尿冰""屎雨"也不复存在了。

飞机上的厕所不能锁，因为飞机整个行驶过程都在万米高空上，任何突发状况都需要立刻解决。一旦在厕所里发生身体不适等突发状况，空乘需要立刻进入给予帮助，他们可以轻松地从外面打开锁住的厕所门，一般只要把门上"厕所"的标志（某些飞机是"禁止吸烟"的标志）翻起来，就可以看到一个隐藏的解锁装置，拨动后就能开门了。

国际空间站里的厕所

1961 年 4 月 12 日，苏联的太空第一人尤里·加加林乘车前往发射台，由于路途遥远，在登上发射架前尿意爆发，最后只好通过宇航服的管道尿在了汽车轮胎上。

早期的宇航员都是用袋子来解决小便问题，然后把用过的袋子先放在空间站，再带回地球。当然，这样的做法非常不方便。我国航空领域的里程碑——神舟五号，因为任务时间短，同样没有给杨

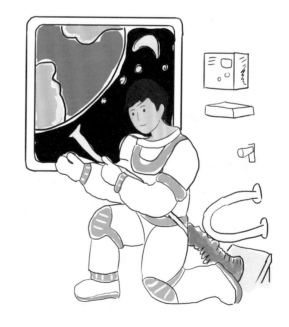

利伟准备任何排便设施。

直到阿波罗计划，终于出现了**粪便收集袋**，为了防止气味和细菌的扩散，袋口采用了可粘贴设计，保证与外界隔绝，排便成功之后还要放入杀菌剂并手动捏碎混合。

各种收集袋的设计一直延续到了 20 世纪 80 年代，却因为一个中国人——唐鑫源而改变了。唐鑫源发明了耐高温有机纤维和耐超高温无机纤维，以及宇航员的福音（也是妈妈们的福音）**超强尿不湿**。这种超强尿不湿使用了高分子材料作为吸水剂，吸水力惊人，摄水量少的话一条撑上一天都不成问题。

随着空间站的出现，马桶开始进入宇航员的生活当中。

> 2020 年 9 月 29 日，美国国家航空航天局把一个价值 2300 万美元的太空马桶送上国际空间站。

2020 年 9 月 29 日，美国国家航空航天局（NASA）把一个价值 2300 万美元（人民币约 1.6 亿元）的太空马桶送上国际空间站。这个废物管理系统简单说就是个马桶，但不同于地球上的马桶，它需要应付太空中的失重环境。与现在的马桶相比，废物管理系统体积减小了 65%，重量降低了 40%，减少了对空间站宝贵空间的占用。

为了确保排泄物不会乱飘，在没有重力的情况下就得靠外力，废物管理系统采用的是 3D 打印的钛合金风扇分离器，可以产生强大的吸力将尿液和粪便吸入马桶。太空马桶要解决的麻烦不止是零重力环境，还要做到干湿分离——尿液要回收，提升废物管理系统的尿液回收效率，相当于增加了处理后变为饮用水的量。虽然听上去不好，但把提炼后的尿液当饮用水对宇航员们来说已经习以为常了，前国际空间站宇航员 Don Pettit 有个精妙的比喻——昨天的咖啡变成了明天的咖啡。

便器类型

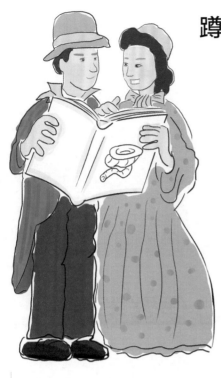

蹲便器分类

1. 外观类型：分体和连体

分体与连体蹲便器按照是否自带存水弯来区分。

分体蹲便器：蹲便器自身不带存水弯，与存水弯是分开的，称为分体蹲便器，分体蹲便器安装方便、水流量大、冲力足。不足的地方是比较难清洁、东西掉下去比较难取出。此外，如果卫浴管道没有自带排水弯，那么下水道臭气容易泛上来。

连体蹲便器：蹲便器自带存水弯，称为连体蹲便器。连体蹲便器最大的优点是能够利用存水弯，形成一个"水封"，防止下水道的臭气流上来。与分体蹲便器比起来连体蹲便器容易堵塞，且不易疏通。

2. 挡水方式：带前挡水和不带前挡水

这种分类，主要是从外形上分的。目前，不带前挡水的蹲便器比较简洁大方，应用普遍，而带有前挡水的，能够较好地保持蹲便器附近地面的干净。选购时，主要看业主有无前挡水的需求。

 分体蹲便器和连体蹲便器

挡水方式：带前挡水和不带前挡水

（1）外观质量：釉面、外观缺陷最大允许范围、最大允许变形、尺寸允许偏差、规格尺寸等都在相应规定内。一件产品或配套产品之间应无明显色差。经抗裂试验，应无釉裂、无坯裂。

（2）摸表面：高档的蹲便器表面的釉面和坯体都比较细腻，手摸表面不会有凹凸不平的感觉。中低档蹲便器的釉面比较暗，在灯光照射下，会发现有毛孔，釉面和坯体都比较粗糙。

（3）掂分量：高档蹲便器必须采用卫生陶瓷中的高温陶瓷，这种陶瓷的烧成温度在 1200℃以上，材料结构全部完成晶相转化，生成结构呈极致密的玻璃相，达到了卫生洁具全瓷化的要求，有沉甸甸的感觉。中、低档的蹲便器均采用的是卫生陶瓷中的中、低温陶瓷，这两种陶瓷由于其烧成的温度低、烧成的时间短，无法完成晶相转化，因此达不到全瓷化的要求。

（4）比吸水率：高温陶瓷与中、低温陶瓷最明显的区别是吸水率，高温陶瓷的吸水率低于 0.2%，产品易于清洁不会吸附异味，不会发生釉面的龟裂和局部漏水现象。中、低温陶瓷的吸水率大大高于这个标准，不易清洗还会发出难闻的异味，时间久了还会发生龟裂和漏水现象。

（5）试冲水：对于蹲便器来说，最主要的功能是冲水，蹲便器管道设计是否科学合理是影响冲水的最大因素。蹲便器在任一试验压力下，最大用水量不得超过规定值 1.5 升。双挡坐便器的小挡排水量不得大于大挡排水量的 70%。

3. 排污方式：前排水和后排水

卫浴间一般都预留一个排污口，蹲便器在靠近排污口开孔口的称为前排水蹲便器，在前排水相反的方向开孔的为后排水蹲便器。前后并无优劣之分，选购的时候，需要根据自家的坑距来选，一般如果坑距预留的比较短，就需要选前排水的。

坐便器分类

坐便器又称马桶。一般从外观类型、排污方式、下水方式这3个维度，可以把马桶大致分为以下这些类型。

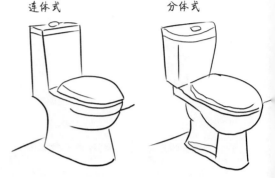

连体式　　　分体式

1. 外观类型：连体式和分体式

连体式马桶：是指水箱与坐便器连接在一起的马桶。连体式马桶方便安装、噪声小，外形美观，但价格较贵。

分体式马桶：分体式马桶的水箱跟底座是分开的，安装时需要用螺栓将坐便器与水箱连接起来。分体式马桶吸力强不容易堵塞，价格较便宜，但安装麻烦，水箱容易坏。

2. 排污方式：后排式和下排式

后排式马桶：也叫墙排式或横排式，根据字面意思可以得知其排污方向。后排式马桶选购时要考虑排污口中心离地面的高度，一般为180毫米。

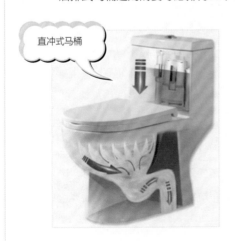

直冲式马桶

下排式马桶：下排式也叫地排式或竖排式，顾名思义，是指排污口在地面的马桶。坐便器选购要注意的是排污口中心点离墙的距离，排污口离墙距离分400毫米、305毫米、200毫米三种。我国北方对400毫米坑距产品需求量较大，我国南方对305毫米坑距产品需求量较大。

3. 下水方式：直冲式和虹吸式

马桶的冲水方式可分为直冲式与虹吸式，两者冲水方式的原理相差很大。

（1）直冲式马桶

优点：直冲式马桶冲水管路简单，路径短，管径粗（一般直径在9~10厘米），利用水的重力加速度就可以把污物冲干净，冲水的过程短。与虹吸式相比，从冲污能力上来说，直冲式马桶没有返水弯采取直冲，容易冲下较大的污物；从节水方面来说，也比虹吸式马桶好。

缺点：冲水声大，存水面较小，易出现结垢现象，防臭功能较差，水封面较小，目前在市场上品种比较少，选择面不如虹吸式马桶大。

（2）虹吸式马桶

虹吸式马桶的结构是排水管道呈倒"S"形，在排水管道充满水后会产生一定的水位差，借助冲洗水在马桶排污管内产生的吸力将污物排走，由于虹吸式马桶冲排是不借助水流冲力的，所以池内存水面较大，冲水噪声较小。其缺点是耗水量较大，由于管道较窄，容易堵塞。

1）漩涡式虹吸。这种马桶冲水口设于马桶底部的一侧，冲水时水流沿池壁形成漩涡，这样会加大水流对池壁的冲洗力度，也加大了虹吸作用的吸力，更利于将马桶内的脏东西排出。

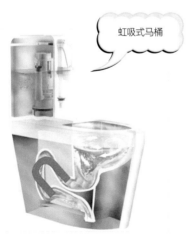

虹吸式马桶

原理：水充满U形管，开始流动时，管内会产生负压（由大气压和水压共同作用），利用负压，将马桶内的水和污物排走。

2）喷射式虹吸。在虹吸式马桶上做了进一步改进，在马桶内底部增加一个喷射副道，对准排污口的中心，冲水时，水一部分从便圈周围的布水孔流出，一部分由喷射口喷出，这种

（1）看重量。一般情况下马桶是越重越好，马桶重量大，它的密度就大，质量就会更好。选购时，可以双手拿起水箱盖，掂一下它的重量。

（2）看出水口。马桶底部的排污孔最好是一个，排污孔越多，对冲力的影响就会越大。

（3）看色泽。质量好的马桶釉面是光滑的，有饱和的色泽度。

（4）看口径。将整个手放进马桶口，最好有一个手掌的容量。

（5）看水箱。在水箱内滴入蓝墨水，搅匀之后看出口处有没有蓝色水流出，有的话说明马桶有漏水的地方。

（6）看水件。水件直接决定了马桶的使用寿命。按钮的声音是清脆的最好。

（7）看冲水方式。最好选择直冲虹吸式马桶，可以迅速地冲洗掉污物，还可以节约水资源。

马桶是在虹吸的基础上借助较大的水流冲力，将污物快速冲走。

优点：虹吸式马桶的最大优点是冲水噪声小，通常称之为静音。从冲污能力上来说，虹吸式容易冲掉黏附在马桶表面的污物，因为虹吸的存水较高，防臭效果优于直冲式，现在市场上虹吸式马桶品种繁多，购买马桶会有更多的选择余地。

缺点：虹吸式马桶冲水时先要放水至很高的水面，然后才能将污物冲下去，所以要具备一定的水量才可达到冲净的目的，每次至少要用 8~9 升水，相对来说比较费水。虹吸式的排水管径也就 56 厘米左右，冲水时容易堵塞，所以手纸不能直接扔进马桶里，安装虹吸式马桶一般还要配备纸篓和撮子。

电子坐便器（俗称智能马桶盖）

电子坐便器在我国生产已有 20 多年的历史，最初的产品是指装在陶瓷便座上由电力驱动冲洗人体排泄物的器具，近年来增加了干燥、除味、除菌等功能。电子坐便器是典型的集电热器具、电动器具于一身的家电产品。电子坐便器又称电子坐便器，俗称马桶盖、智能坐便器等，名称可谓繁多。为了统一称谓，2008 年全国家用电器标准化技术委员会清洁器具分技术委员会，在制修订 GB 470653—2008《家用和类似用途电器的安全　坐便器的特殊要求》和 GB/T 23131—2019《家用和类似用途电坐便器便座》国家标准时，将标准名称统一为电子坐便器。

1. 功能：普通型、自动型和智能型

普通型：指依靠手动控制冲洗或干燥等功能的电子坐便器。

自动型：指依靠预定程序一次完成冲洗、干燥、除味等功能的电子坐便器。

智能型：指依靠光、电、声等传感器控制，自行编制运行程序，并依据感应控制一次完成全部冲洗、干燥、除味等功能的电子坐便器。

2. 结构型式：整体式和分体式

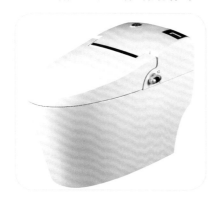

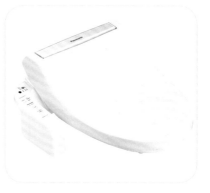

整体式：与冲水便座（马桶）为一个整体使用的电子坐便器。

分体式：安装在冲水便座（马桶）上使用的电子坐便器。

3. 评价标准

全国家用电器标准化技术委员会清洁器具分技术委员会，于2001年制定了我国首个电子—坐便器电器安全国家标准，即GB 4706.53—2002《家用和类似用途电器的安全坐便器的特殊要求》；2008年制定了首个使用性能国家标准，即GB/T 23131—2008《电子坐便器》。目前，GB/T 23131正在修订中，GB 4706.53也即将进行修订。

目前，销售的电子坐便器的电器安全必须合格，其产品质量高低主要体现在使用性能上，就GB/T 23131来讲，电子坐便器主要性能是清洁性能和使用寿命。清洁性能评价方法，最具影响力的有两大类，即：直接法，去除模拟人体排泄物的百分比来表示清洗效果；间接法，测量喷嘴水流清洗压力和覆盖面积。

测试水流清洗压力和覆盖面积的方法是把喷嘴出水口处出水压力的指标量化，可以从数值上直观衡量水的冲击力和冲击范围，但不能反映电子坐便器的最终清洗效果。目前在我国该试验方法最大的风险，是没有足够的数据积累，不同喷嘴结构所涉及参数也不同，需要大量经验数值作参考，因此，该方法多用于企业生产过程控制或出厂检验，不宜用作型式试验和监督检测。

使用模拟人体排泄物评价清洗性能，即清洁率测试方法，更接近实际使用情况，并能够直观量化地反映清洗效果，且有较好的重复性和可操作性。清洁率即去除污染物的百分比，可以使消费者有较好的体验感，以及量化数据反映去除能力的高低。目前，正在修订的国家标准将对标准负载污物、涂抹方式，以及试验程序进一步细化，从而使得试验结果有更好的重复性和可操作性，这将成为电子坐便器型式试验和监督抽查检验的最佳选择。

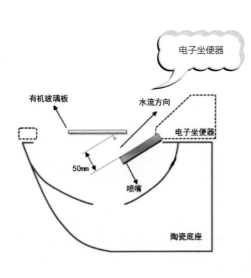

有机玻璃板　　水流方向　　电子坐便器　　50mm　　喷嘴　　陶瓷底座　　电子坐便器

马桶保洁

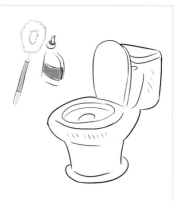

马桶是排泄污物的通道，也是我们每天必须使用的东西。如果平时没有做好清洗工作，容易滋生细菌，很有可能成为威胁健康的罪魁祸首。日常生活中清理抽水马桶其实是一件比较简单的事情。

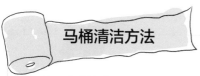

马桶清洁方法

洁厕宝清洁法

洁厕宝又称马桶自动清洁剂，放一颗到马桶的水箱里，它会缓慢溶解于水中，每次冲厕时，含有高效活性成分的清洁液随水流出，自动清洁马桶，令马桶侧壁保持光亮洁净。

小苏打清洁法

将适量小苏打撒在马桶里，用热开水浸泡半个小时，然后用马桶刷刷一下，可以清除污垢。

可乐清洁法

可乐中含有一种柠檬酸，将可乐倒入马桶中，浸泡大约一小时后用马桶刷刷一下，污垢一般就能被清除。

清洁剂清洁法

先在马桶内放入适量的清水，用马桶刷刷洗后，再倒入 5~10 毫升的清洁剂，用刷子涂均匀后刷洗。

白醋 + 牙膏

将一勺白醋倒入马桶中，浸泡半小时后，挤入牙膏。这两样生活用品都能够与污垢中的碳酸钙发生化学反应。随后用刷子轻轻一刷，马桶内壁的污垢就会脱落下来。

常清洗马桶垫

马桶垫毛茸茸的，坐上去会增加舒适性，而毛茸茸的马桶垫更容易藏污纳垢，病菌传染的危险性很大，因此应当经常换洗，在太阳下晾晒以达到杀菌的目的。

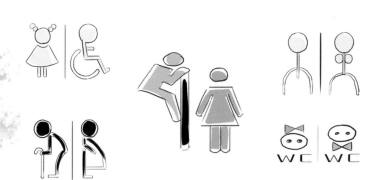

脑洞大开的厕所标志

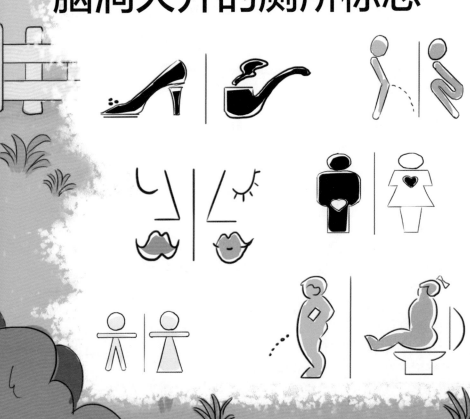

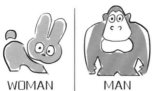

WOMAN | MAN

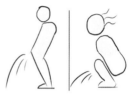
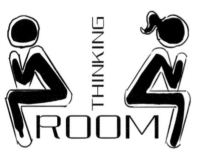

THINKING ROOM

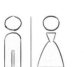

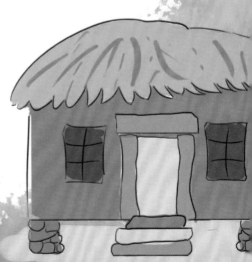

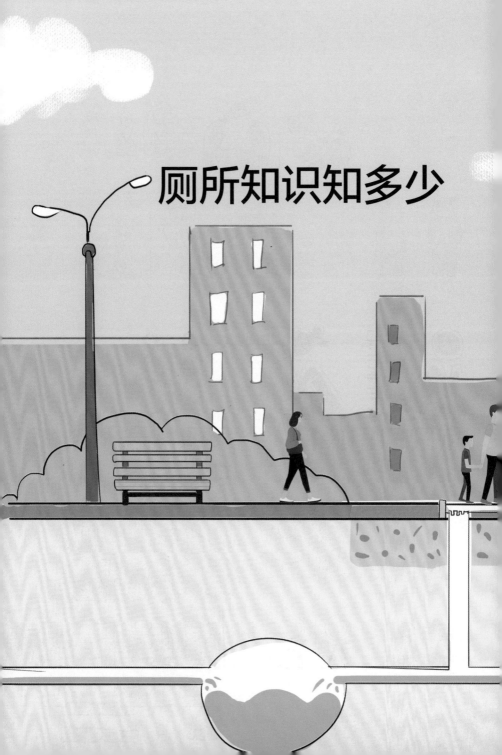

厕所知识知多少

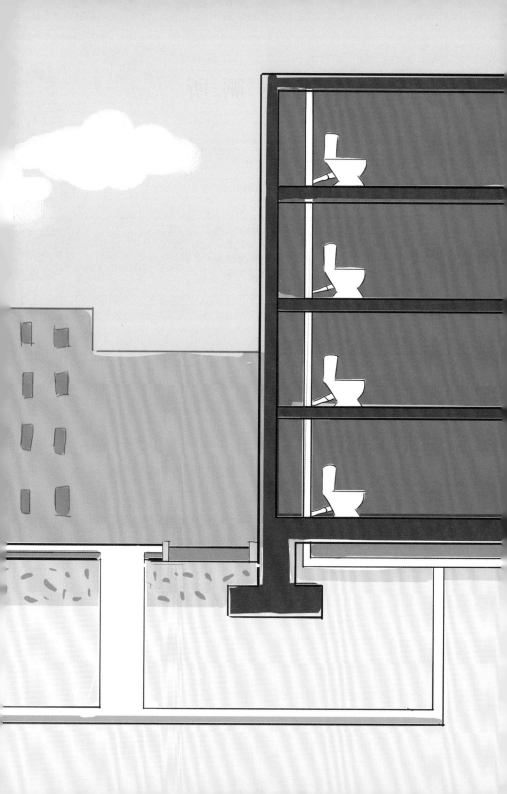

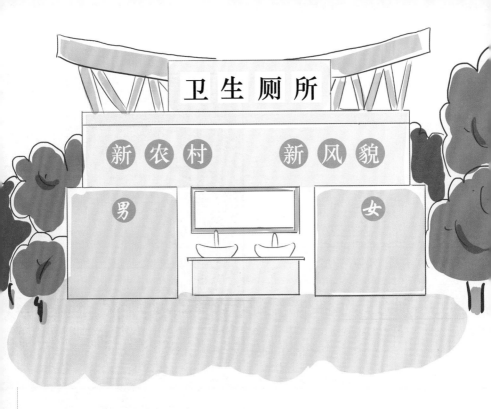

厕所革命

什么是厕所革命

在 2015 年 1 月全国旅游工作会议上，首次做出了在全国范围内开展"旅游厕所建设管理大行动"的工作部署，提出应从思想认识、文化观念、政策措施、管理机制等方面进行一系列广泛且深刻的变革。同年 2 月，在桂林召开的全国旅游厕所工作现场会上，进一步明确了 2015—2017 年全国旅游厕所建设和管理的具体行动方案。同年 4 月，国家旅游局制定了《全国旅游厕所建设管理三年行动计划》，提出从 2015—2017 年，通过政策引导、资金补助、标准规范等方式持续推动，三年内全国新建、改扩建旅游厕所 5.7 万座，其中新建 3.3 万座，改扩建 2.4 万座，实现"数量充足、干净无味、实用免费、管理有效"的目标。

厕所改革真就这么重要？

农村在厕所改革之前，房前屋后还是祖祖辈辈流传下来的露天粪坑，粪便暴露、苍蝇横飞、臭味弥漫。那些未经处理的粪便还会被直接还田。村民们虽然不满意这种情况，但早已习以为常，认为"没有粪便臭，哪有五谷香"。其实，我国农村的传统厕所所带来的不仅仅是气味难闻、环境恶劣等外部问题，更重要的是这种露天粪坑还存在着卫生隐患。据统计，我国农村地区80%的传染病是由厕所粪便污染和饮水不洁引起的，粪便中存在的大量致病菌、寄生虫卵和病毒，是许多疾病的传染源，如细菌性痢疾、霍乱、病毒性肝炎、脊髓灰质炎、血吸虫病、蛔虫病、钩虫病、肝吸虫等。若粪便不经无害化处理直接排放，还会污染环境和水源。因此，厕所卫生状况直接关系到农村居民的身体健康和生活环境的改善。开展"厕所革命"就是要让农村居民用上卫生、干净的厕所，使乡村人居环境得到改善，从而提高人们的生活质量，降低相关疾病的发病率。

关于厕所数量与分布

厕所服务区域最大距离应不超过500米，从厕所服务区域最不利点沿路线到达该区域厕所的时间应不超过5分钟。

绿色材料包含哪些

绿色材料包含生态木、竹钢、彩色混凝土、玻璃钢、复合仿生材料等。

智能管理服务技术

开发"厕所电子地图"、手机APP软件、二维码，实现厕所定位和信息发布；引入自动化控制技术和自动化管理程序，实现自动开关门、照明、排风、冲厕等功能。

关于厕位（间）的规定

关于男女分区的厕所，男女厕位比例（含男用小便位）宜不大于2：3；坐蹲位设置比例宜不小于1：5，男厕大小便位比例宜不小于1：2；对于男女通用的厕所，每座厕所宜不少于一个座位。

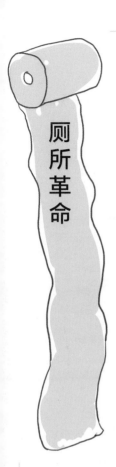

厕所革命

农村厕所改革对农民有什么益处

农村厕所改革对农业、农村、农民都有着巨大的好处。首先，通过改厕，粪便经过无害化处理，可以杀灭细菌、病毒、寄生虫卵，当用于施肥或排放时，不至于造成污染和传播疾病。其次，无害化卫生厕所无蝇、蛆，无臭味，既干净舒适，又方便、安全，大大方便了农村居民的生活。最后，粪便经过密封、厌氧、发酵等无害化处理，保氨效果可达95%以上，肥效提高2～3倍，用于施肥，可提高农田有机质含量，同时便于农作物吸收，降低农业生产成本，有利于发展农业。

如何争做一名文明如厕的推动者

要推动各类企事业单位、社会服务单位和商业体的厕所免费对外开放，主动承担社会责任和义务；推动景区景点、车站、码头、加油站、集散中心等窗口服务单位，进一步优化如厕环境，提供更加周到的如厕服务，为游客和市民如厕提供方便。

如何争做一名文明如厕的监督者

要积极响应文明如厕的号召，营造文明如厕的良好氛围，并积极参与其中，争做倡导文明如厕的传播者和监督者，积极监督和制止不文明如厕行为。

如何争做一名文明如厕的示范者

加强自身的文明修养，自觉做到有序如厕，礼让为先、便后冲洗、节约用水，不乱吐乱扔、不乱刻乱画，爱护厕所公共设施和环境，从个人点滴行为做起，加快文明如厕进程。

"厕所革命"的16字目标是什么

数量充足、干净无味、实用免费、管理有效。

厕所与健康

罗斯·乔治在《厕所决定健康》的书中提出每年死于腹泻的人比艾滋病、肺结核和疟疾还要多，而绝大部分的腹泻都是由于不卫生的厕所所引起的。

世界上差不多80%的疾病都是由于没有很好地处理人类粪便所导致的，人类粪便所带来的污染差不多每5秒钟就能导致一个儿童死亡。1克粪便包含有1000万个病毒、100万个细菌、1000个寄生虫包囊、100个虫卵。

人与厕所的亲密关系

据美国趣味科学网站报道，健康的人类粪便通常由70%的固体和30%的液体组成，成年人平均每天排便一次，排泄量平均约为400~500克。按照平均每天排便约400克计算，一周时间内的排便量约为2.8千克。一年间，一个人的排便量将达到大约145千克，比一只成年熊猫的体重还要多一点。

按照活到80岁计算，人的一生会产生大约1.16万千克的粪便，相当于3只成年雄性河马的重量。

养成正确的生活习惯

首先，养成规律的排便习惯：最好每天排便一次，且在固定时间进行排便。

其次，要配合健康的饮食习惯。多喝水，少吃垃圾食品和外卖，尤其是薯片、烧烤等容易上火的食物，多吃一些纤维素含量较高的食物。

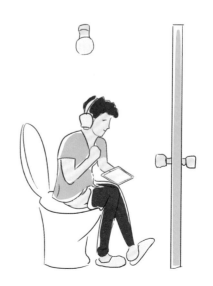

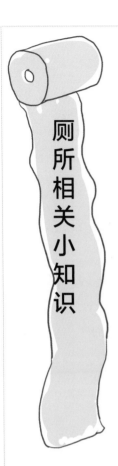

厕所相关小知识

厕所的重要性超乎你的想象

根据2007年《英国医学杂志》的统计调查,过去200年中,医学界的最大里程碑,既不是青霉素也不是避孕药,而是现代"卫生设备"。在19世纪伦敦的排污设备很差,当时有一半的婴幼儿夭折;当拥有了厕所、排污系统且人们习惯了用肥皂洗手后,儿童的死亡率降低了1/5。这是英国历史上儿童死亡率降幅最大的一次。

哈佛大学遗传学家加利·拉夫昆认为,在延长人类寿命的诸多因素中,厕所是重要的因素,现代公共卫生设施使人类的平均寿命延长了20年。有研究数据显示,在卫生设施方面每投入1美元,在节省医疗费用和提高生产力方面平均能得到7美元的回报。

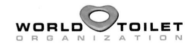

世界厕所日是什么时间

2013年7月24日第67届联合国大会通过决议,将每年的11月19日设立为"世界厕所日",旨在提高公众的认识,激励各国采取行动,帮助生活在没有厕所环境中的24亿民众,共同应对这个经常被忽视且带有禁忌色彩的全球卫生危机。

WTO究竟是个什么组织

提起WTO,人们的第一反应就是世界贸易组织(World Trade Organization),事实上,它还是世界厕所组织(World Toilet Organization)。世界厕所组织是一个关心厕所和公共卫生问题的非营利组织,于2001年成立,总部位于新加坡,世界厕所组织的口号是"关注全球厕所卫生",倡导厕所清洁、舒适、健康。

厕所异味的危害

厕所异臭味会对人体呼吸、消化、心血管、内分泌、神经、眼睛等造成重大伤害，所以"厕所革命"的核心是解决异臭味。以前治理和控制异味的方法一般是抽气法、香熏法、加臭丸法以及喷洒空气清新剂等。香熏法和喷洒空气清新剂等用的是掩盖异味的方法，使得空气的气味浓度更大，非但不能压住异臭味，还会使混合后的气味更难以接受，人在这种空气中待10分钟就会有较明显不适的反应。

（1）霉味。由霉菌产生，厕所是霉菌高发源，霉菌会引起人体多种严重疾病。

（2）氨气。厕所主要异臭味来源之一，具有刺激性，长期接触容易出现流泪、咽痛、声音嘶哑、咳嗽、痰带血丝、胸闷呼吸困难等症状，严重时可引起心脏停搏和呼吸停止等。

（3）硫化氢。来源于厕所排泄物、废弃物及洗涤用品。硫化氢毒性很强，轻者眼球刺痛、流泪怕光、头痛、呼吸困难、昏厥，重者会意识模糊昏迷，并引发肺炎、肺水肿，随时有生命危险，即使脱离高危险也会有严重的后遗症。

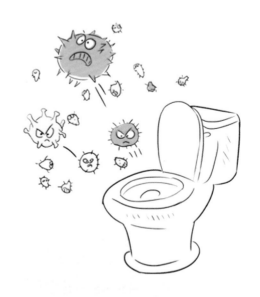

（4）异味。厕所内经常使用的洗涤用品会散发异味，主要成分为芳香氢化合物、醛类、苯类、硫化氢气等物质，有些物质具致癌作用，危害极大。

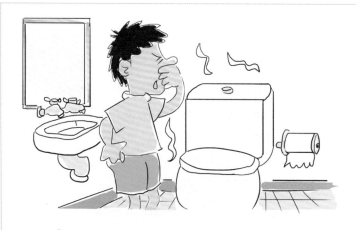

厕所的异味从哪里来

（1）地漏。地漏长期阴暗潮湿，极易滋生大量细菌，日积月累味道也大，如果使用了密封不合格的地漏，异味就会从地漏返上来。

（2）马桶。马桶水封是防臭的关键，它指的是马桶里一定高度的存水，利用水将室内的空气和管道内的气体隔绝开来，以防有害气体和异味进入室内，从而起到隔臭作用。如果马桶水封高度不合格，就很容易造成马桶返臭。

（3）面盆下水道。面盆下水道返臭一般是因为没有做存水弯。如果在面盆排水口与下水排污管的相接处增加一段存水弯管，就可以利用其 U 形弧度，形成管道内的一段密封式积水，这段积水可隔绝排污管内的臭味。

（4）厕所死角。厕所里可能存在一些清洁死角，容易被忽略，加上湿润潮湿，极易滋生细菌，产生异味。

厕所小卫士养成手册

（1）经常开窗通风。卫生间常年潮湿有利于病菌的繁殖，因此卫生间要经常通风，新鲜的空气与卫生间空气形成对流，从而带走病菌。

（2）地面清洁及地漏清理。

（3）经常消毒。水龙头、门把手、毛巾架、浴室内的置物架等地方应该经常消毒。

（4）上厕所时不要玩手机。边上厕所边玩手机时，厕所里的大肠杆菌、沙门氏菌等会附着在手机上，随后通过接触粘到手上，从而传播疾病。

为什么叫上厕所？

我们每天都会说的"上厕所"，是老祖宗流传下来的为人处世生活智慧。至于它的说法来源，还要从方位、五行、习惯等多个方面来考虑。

方位因素：古人盖房子非常讲究，最为常见的就是坐北朝南。通常，厕所建在北边偏东的位置，根据上北下南的说法，也就形成了上厕所的说法；还由于厕所处在偏东的位置，古人也称上厕所为登东；还有一种说法，因为古代的厕所建得都比较高，甚至建有阶梯，所以古人去厕所的时候需要登梯，故称为登梯。

五行因素：通常四合院里，正房为老人居住，东房为长子居住，西房为次子居住或者女儿居住，南房是仆人居住，厕所靠近家中长者。古人十分注重五行，金木水火土分别代表很多事物，而对家宅的方位来说，厕所属于水，而上厕所就代表在水的上方，也就是说，上厕所的时候就像是水上行舟，简单的"上厕所"，其实也暗含了古人趋吉避凶的观点。

尊卑地位因素：在中国人的观念里，上代表尊贵，而下代表卑微。尤其是中国古代男尊女卑的思想中，男人是尊的，女人是卑的。例如，作为执掌天下大权的皇帝，无疑就是最为尊贵的那个，所以称之为皇上，而皇太子是比较低姿态的，被称为殿下。南宋学者朱熹在《蒙童须知》当中记载："上则去外衣，下则必盥手。"由此可见，古人上厕所是需要解开外衣的，可以想象到他的不方便。这样一来，有人服侍上厕所就显得格外尊贵。

习惯因素：如今我们已经习惯"上厕所"这么说，想必古人在传承这个说法的同时也包含一定的习惯因素。换而言之，习惯因素也是让"上厕所"说法更好传承下来的主要原因之一。

厕所冷知识

人类最伟大的 100 项发明之最

20 世纪快要结束的时候，英国《聚焦》杂志邀请了全球一千多位公众人物评选人类历史上最伟大的 100 项发明，计算机（第 2 名）、印刷术（第 3 名）、火（第 4 名）、轮子（第 5 名）、避孕（第 12 名）、冰箱（第 27 名）、蒸汽动力（第 31 名）等，出乎很多人预料，厕所竟排第一。

厕所一词的诞生

1914 年，《居室与花园》这本时尚杂志上首次出现了"厕所(Toilet)"这个划时代的词语。

银行没有公厕

不能安装摄像头的卫生间会成为银行的监控死角，而且如果银行有公厕，可能被有需求的人"慕名"而来，人来人往难免增加安全隐患。因此，出于安全考虑，银行一般没有公厕。

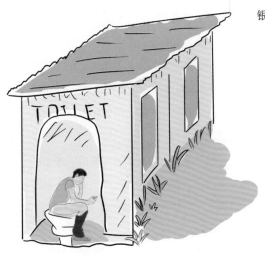

烘手器是一个巨大的细菌载体

实验结果显示，使用烘手器烘干比自然晾干，手上的细菌数会高2倍以上；而且，烘手器一般都装在潮湿的地方，累积细菌的数目惊人。因此请尽量使用纸巾擦手或者自然晾干。

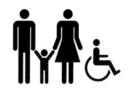

除了男女厕还有"第三卫生间"

"第三卫生间"概念的提出是为了解决一部分特殊对象如厕不方便的问题，比如女儿协助老迈父亲、母亲协助小男孩等情况。

最外侧的厕位一般较为干净

从大多数人考虑清净的使用习惯看，在公共厕所的所有隔间中，离入口最近那一间使用频率相对较少，因此也相对干净。

有一门学科叫"厕所学"

信奉"厕神"的日本有一门学科叫做"厕所学"，不仅如此，还专门设立了一个"日本厕所大奖"，发明了一种在如厕时自动播放流水声的"音姬"，甚至还在卫生纸上大做文章，设计了数独卫生纸、五子棋卫生纸、荧光卫生纸等。

在美国厕所为何不能叫"W.C"

在中国 W.C 是洗手间的代名词，但在美国却是黑社会组织华青帮 (Wa Ching) 的缩写，不能随意使用。

每年至少有120万5岁以下儿童因接触排泄物致死

每年至少有120万5岁以下儿童因接触排泄物而死于腹泻，没有卫生健康的卫浴设备是根源。实际上，使用卫生的厕所可以使患痢疾的风险降低40%，并且，世界上还有40%的人口缺乏如厕后冲洗的条件。

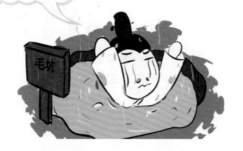

是厕所先动的手

毛坑

史上最离奇的粪坑杀人案

公元前581年，春秋时期晋国第二十六代君主晋景公姬獳（拼音jīnòu）正准备吃饭前感到腹胀，便去上厕所，但却不慎掉到粪坑中淹死了。

人的一生中
约有3年的时间是在厕所里度过

世界厕所组织曾做过这样一个统计：每人每天上厕所6~8次，一年约要上2500次。如此算下来，人的一生中约有3年的时间是在厕所里度过的。

其实你家浴室跟公共厕所差不多脏

也许看上去，你家浴室的地板、洗漱台、浴缸会干净洁白一点，但科学研究表明，就细菌数量来看，公共浴室与家庭浴室差不多。

用过的厕纸扔马桶冲走还是扔垃圾桶

使用过的卫生纸会留下大量大肠菌群，卫生纸在垃圾桶内长时间存放会大量滋生细菌，随着空气的流动，细菌会四处传播，这样既不卫生又使厕所变成细菌的繁殖场和传染源。建议购买可溶性卫生纸，可以直接丢进马桶随水冲走，不必担心厕所堵塞，减少卫生间的细菌量，并减少收垃圾的麻烦。当然，家庭中用带盖的垃圾桶，并且能够保证及时清理，也未尝不可。

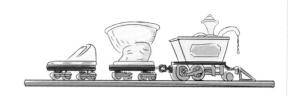

马桶小知识

马桶是人类生息赖以相伴的必要工具，从远古时期的茅房、木桶器具、到近代的陶瓷马桶、智能马桶等，都随着人类的进化和进步而不断的变革，马桶已经成为居家和公共场所必备的基础设施。现代的文明和科技进步使马桶更加方便、智能、卫生。

马桶为什么有两个按钮

按钮含义：这一大一小两个按键，分别代表着满箱水和半箱水排水的功能。小按钮是半箱水状态，按下它的时候只会将水箱中的水排放一半。大按钮是满箱水状态，按下它时能够一次性把水箱里储存的水全部放出，水力更大，冲洗的也会更加干净。

常用按法：小按钮因为冲力小，适合冲洗小便；大按钮适合冲洗大便；同时按两个键，不仅水量最大，而且冲刷力也最强。

如何解决上厕所溅水问题

上厕所经常会溅到水，尤其大便时，有两种解决方法：①大便前，扔一张纸巾下去，防溅效果可行，但存在浪费和堵塞问题；②现在市面上有一种东西叫做"马桶防溅水泡沫"，在大便前，往马桶内喷射一层泡沫，防溅又隔臭。

冲马桶时应该盖上马桶盖吗

盖上马桶盖之后再冲水，可以防止一部分便便颗粒，在冲水的瞬间跑出来。当我们的排泄物在高速水流下被吞入下水道的时候，一些便便颗粒会被冲离了"大部队"飞溅出来，并以"气溶胶"的形式停留在空中，并在空中飘浮很长时间。这些便便气溶胶携带细菌，飘浮期间会落到毛巾和牙刷等洗漱用品上。

需要说明的是，马桶中喷出来的气溶胶不一定会让人致病。病原体是否致病与很多因素相关，如病原体的数量、其本身的致病性、个体的免疫力等。对于健康强壮的成年人而言，不用过度担心，你只不过是与自己的便便亲密接触了一下而已。对于免疫力本来就弱的群体，比如老人、孩子、孕妇、患者等，盖上马桶盖后再冲水显然是更保险的选择。

Tips

美国纽约大学菲利普尔诺博士指出，如果在马桶盖打开时冲水，马桶内的瞬间气旋最高可以将病菌和微生物带到 6 米高的空中，并悬浮在空气中长达几小时，这些看不见的水汽会携带病菌，尤其是痢疾杆菌。复旦大学公共卫生学院专家曾指出，32% 的马桶上有痢疾杆菌，且存活的时间长达 17 天。

如何使用马桶更省水

很多家庭马桶冲水的时候，其实并不需要那么多的水量，尤其是在小便的时候，但是水箱储存水量都是固定的，如何能够来调节呢？解决这个问题也很容易，只要一瓶水就搞定。准备一个装满水的大瓶子，将水箱打开，然后把瓶子放入其中。原理是装水的瓶子能够占用很大一部分水箱的体积，相当于每次冲水就可以节省一瓶水，从而达到节水的目的。

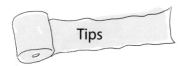

据世界卫生组织近期整理的数据显示，2017 年因与马桶直接接触而感染症状的有 190 万人，其中感染高发人群为 3~7 岁，占比 34%。

如何保持马桶清洁？

很多人都会等马桶出现污垢后才进行清洗，其实，这时马桶内外早已细菌密布了。最好三天清洗一次，如果家中有泌尿系统感染者，最好用家用消毒液进行消毒杀菌。马桶外侧最好也擦一遍，固定用一块抹布，不要和其他抹布混用。

气溶胶

气溶胶是指以固体或液体为分散质（又称为分散相）和气体为分散介质所形成的溶胶。它具有胶体性质，如对光线有散射作用、电泳、布朗运动等特征，不因重力而沉降，可悬浮在大气中长达数月之久。

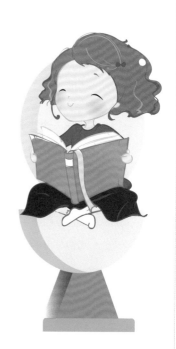

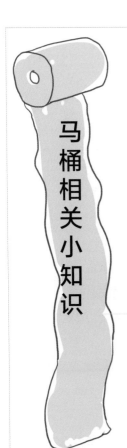

马桶相关小知识

在马桶上的时间不是自己能控制的

友情提示，如厕需慎重，因为，当坐在马桶上时，时间就不是你所能控制了，都是手机惹的祸?

在马桶上宣布婚讯的国王是法王路易十四

法王路易十四是最爱马桶的帝王之一，他喜欢坐在马桶上接见大臣，比较奇葩的是，他坐在马桶上宣布了自己的订婚喜讯。

马桶坐垫竟然比手机还要干净

你的手机每天都在与手指接触，按键和屏幕部位会积累大量细菌和污垢，数量大约是马桶垫的 150 倍（抽样检测数据）。

发明第一个抽水马桶是用来送礼的

1596 年，英国贵族约翰·哈灵顿爵士发明了历史上第一个抽水马桶，是用来孝敬伊丽莎白一世的。

男性花在马桶上的时间比女性多得多

2009 年发表在《性别医学》（Gender Medicine）杂志上的一项研究显示，男性比女性花更多的时间在马桶上。据英国《每日邮报》报道，男性平均每周花在马桶上的时间为 1 小时 35 分钟，即每天约 14 分钟；而女性每周仅花 55 分钟在马桶上，即每天约 8 分钟。

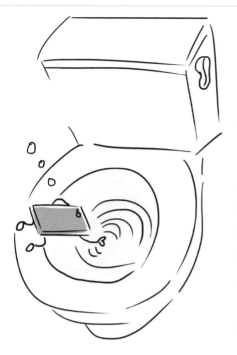

手机是当代人的挚爱，而手机却深爱着厕所

根据 Splick.it 统计，19% 的人曾有过手机掉厕所里的经历。根据美国保险公司 Protect Your Bubble 调查，男性比女性多出 57% 的几率手机会掉进厕所里。虽然数据有点夸张，但至少说明了一个现象，为了减少"破财"应引起重视。

为什么越来越多人爱装智能马桶

智能马桶主要优点：①座圈加热；②温水洗 + 烘干，水洗按摩过程可以促进臀部血液循环，有效预防便秘、痔疮等肛门疾病；③抗菌 + 自动除臭，智能马桶垫圈通常使用抗菌材质，抑制细菌滋生，避免交叉感染，还会清除异味，净化空气。

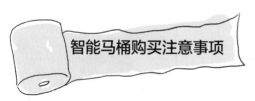

智能马桶购买注意事项

①安全防护：智能马桶用水又用电，安全防护措施必须有，盖板的防溅型防水保护、桶体添加 V-0 级阻燃材料、过热保护、漏电保护等一个都不能少；②节水性能：智能马桶使用频率高，节水功能很重要，单次冲水耗水量不超过 5 升才是真的节水；③加热方式：储热式用水箱储存热水，就和一个细菌培养皿差不多，很容易滋生细菌，不推荐，而即热式没有水箱，现用现烧，插电即热，更加卫生省电。

厕所的未来

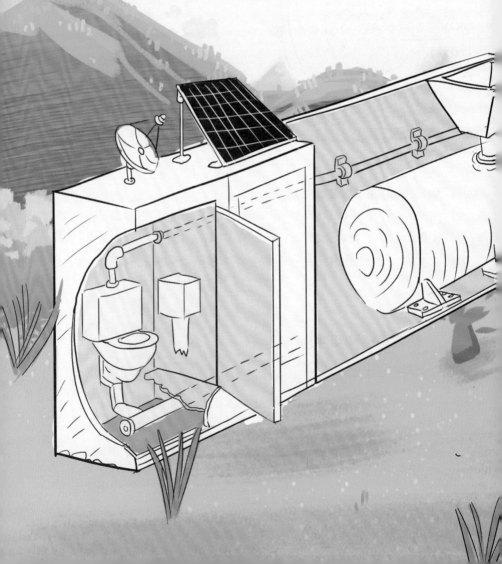

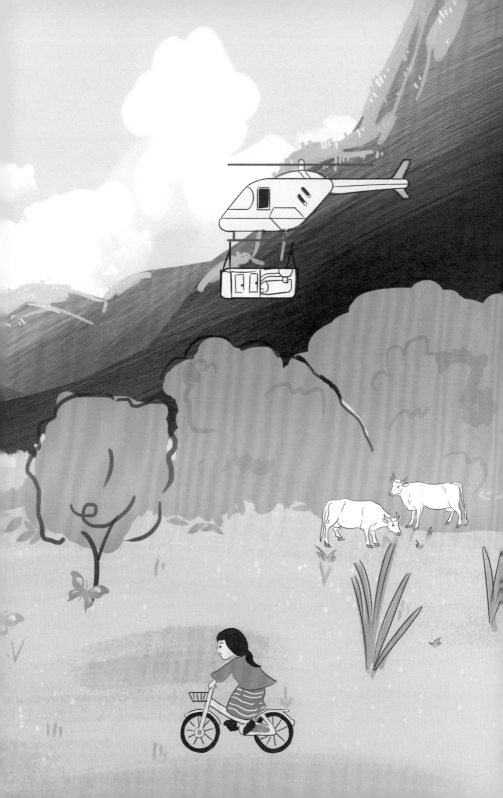

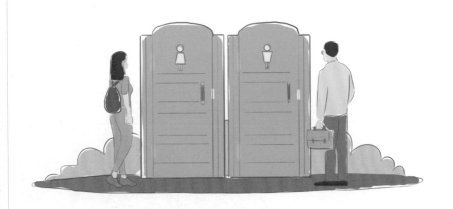

未来方向

建设品质化

厕所的建设，不单单只是厕位的增多，还有厕所整体的设计美感、空间布局规划、厕所文化的体现等。未来，厕所不只是解决公众如厕问题的场所，还是展示城市文明的窗口，它的建设将更加追求品质化、个性化，进而向公众展示出一个城市的文化特征。比如，在设计上运用当地的民族风俗、城市特色等元素；在建设材料选择上，也会更加注重选择环保材质；对厕所周边的环境及绿化也会有更深入的思考和布局。

设施人性化

在厕所配套设施方面，厕纸的供应、老人及残疾人设施的完善、亲子厕位的设计、厕所除臭功能的加强等人性化的设计也会逐步实现，使公众在外如厕也能有宾至如归的感觉，甚至具备比家里更优质、更人性化的如厕条件。值得一提的是，为亲子专门设计的第三空间内，为婴儿专门设置了换尿布的台面，婴儿可以很舒适地躺着更换尿布。

运营市场化

为保障厕所的有效管理和有序运营，以商养厕模式将成为一种发展趋势。

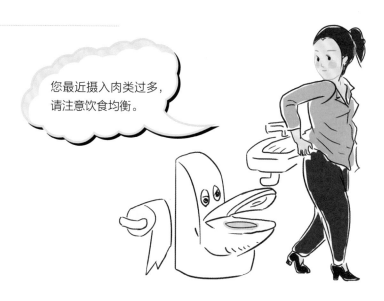

厨所不单单是政府投入建设，相关企业也会参与进来，将他们的商业模式与公厕的运作相结合，碰撞出可持续的运营模式。公厕运营的市场化不仅可以弥补政府资金的不足，加快城市建设的速度，还可以促进公厕在节能、节水、环保等技术上不断创新，实现多方共赢。

功能复合化

"第五空间"的概念重新定义了公厕。公厕将成为集现代科技、基本公共服务、景观建筑于一体的新公共空间，成为继家庭空间、工作空间、社交空间、虚拟空间之后的第五空间。公厕内会有自动存取款机、缴费机、再生资源智能回收机、自动售水机等便民服务基础设施，甚至还会为保洁人员专门配置休息区和淋浴室。公厕将朝着"厕所+"的功能复合化模式发展。

服务智慧化

人脸识别取纸设备、智能马桶、智能泡沫洗手机……除了不断丰富和完善公厕的配套设施，让公众感受到更智慧化的如厕体验外，智慧厕位引导系统、厕所搜索 App 的运用等，都在不断优化着公厕的智慧服务。智慧厕位引导系统能让公众实时了解到公厕的使用情况，厕所搜索 App 能帮助公众在内急时快速找到距离最近的公厕。

　　智慧厕所是智慧旅游的产物，结合了物联网、大数据、云计算、网络传输、传感器等技术，使传统厕所具备了初级智能，如即时感知、准确判断和精确执行的能力，解决了传统公厕服务过程中异味控制、系统联动、节水节能、人员管理、管养质量考核等方面的问题。

　　智慧厕所实现了对智慧城市市政厕所、旅游景点、办公大楼、交通枢纽、大型商场、高速休息区等厕所的精细化管理，能够为员工、市民和游客提供人性化、高端、优质、舒适的服务。

智慧厕所

智慧厕所的应用场景

　　各种人流量大的公共场所，如高速公路服务区、风景区、机场、地铁、酒店、医院、商场、学校、铁路客运站、高铁站、写字楼、港口、码头、旅游庄园等。

智慧厕所系统功能

　　环境监测：精确检测环境中氨硫气体、恶臭气体和温湿度指数，及时上传到监控后台，并在 LED 屏幕显示。

　　客流统计：通过客流量计数器实时监测进出厕所人数，客观反映厕所使用的频率。管理者也可以借此掌握各时段厕所使用频率及热度，从而合理地分配保洁人员的工作时间。

　　蹲位监测：动态监测厕位占用情况，可通过指示灯 / 屏实时显示。

　　烟雾监测：安装烟感报警器，实时监控火灾发生。

　　满意度管理：用户满意度评价系统，是为了方便市民向养护、监管单位反馈公厕的养护状况。市民如厕结束后可以通过触摸屏对如厕感受进行评价，这样管护单位可以根据后台统计数据第一时间对不足的地方进行整改。

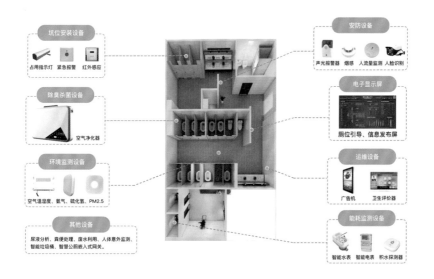

图为某健康智慧厕所改造升级方案（图片来自网络）

厕位指示灯：厕位使用情况指示，有人为红色，无人为绿色，维修为橙色。

厕所信息展示屏幕：厕所门口的液晶屏幕，可全面展示厕所的使用情况；引导大屏或厕内屏，可通过广告收费，实现公厕空间商业化。

定时杀菌消毒：控制消毒硬件自动定时开启，保证环境卫生。

照明控制：检测灯光照明情况，当出现异常会及时发出告警指示；可接入第三方设备。

用水 / 用电量监测：准确监测用水 / 用电消耗情况。

一键报警：安装紧急呼叫按钮，当使用中出现意外时可以一键呼叫工作人员，管理端实时推送信息。

考勤管理：安装打卡机，供清洁工人快速打卡，还可以导出相关报表。

卫生管理：当工人清洁完成时，通过短信或平台发送确认信息。

灯源开关：厕所的灯源总开关处安装一个"远程开关"，不仅可以实时监测开关的通断情况，还可以远程控制灯源的开和关。远程可以清楚地观看到灯源每天的亮灭状况，并可以在管理人员忘记关灯的情况下远程进行关闭。不仅节约用电，还能延长设备的使用寿命。

积水监测：在厕所下水道口安装积水监测终端，当水位上溢接触到预设限位时，平台将会收到报警，及时通知环卫工人进行疏通清理。

智慧厕所管理端

（1）通过云平台监管各个厕所运行状态。

（2）统计区域内各个厕所的人流量，了解厕所使用频率。

（3）实时统计各厕所的蹲位占用和空闲情况。

（4）实时监测公厕数据（异味、温湿度、用水、用电情况）。

（5）烟雾或紧急求救的报警 / 接警服务，应急情况处理。

（6）根据多种维度的数据，合理调配清洁人员。

（7）提升管理方的整体形象，提升公厕的服务质量，增加满意度、减少投诉。

智慧厕所用户端

（1）找厕所更方便：可以通过公众号、小程序、App 等找到最近厕所，并进行地图导航。

（2）了解公厕繁忙度：能通过公众号、小程序、App 等了解公厕的繁忙度，可以根据需要选择繁忙度低的或距离较近的公厕。

（3）公厕引导大屏：了解当前厕所空闲蹲位信息或提示其他就近的公厕。

（4）报警求助：公厕内设立多个紧急按钮，小程序、App 设计一键求助。

（5）卫生间点评：游客可通过公厕内的点评器或小程序、App 进行公厕点评、卫生评价或服务建议等，帮助改善如厕环境。

（6）拓展功能：可通过小程序、App 在自助售货机购物等。

新型马桶

　　由荷兰的 Cinderella 公司研制的一款新型马桶是智能时代的新变革产物。焚化炉马桶和平时用的普通马桶从外观上看没有太大的区别，只是顶部没了冲水的按钮和进水、排水的管道，只留有电源和排气口。它是采用电子加热燃烧焚化的方式处理人的排泄物，使用非常方便，首先在马桶内放进一个蜡纸衬垫，在你排便完毕后，合上马桶盖，按一下启动开关，这时不锈钢收集器会自动打开，排泄物落入下面的燃烧室，然后电子燃烧器启动就可以正常使用了。这个燃烧器有点像一个倒置的电热炉，很快将排泄物烧完，只会产生一点灰，在马桶的底部有一个可以抽出来的容器进行清理，一周只需清理一次。清理出来的渣灰作为纯天然的废料来用，绝对的天然环保有机肥。

"新时代"马桶

　　盖茨基金会历时 7 年，投资 2 亿余美元研究出来的自成一体的新型马桶，命名为"新时代"马桶。它不需要冲水，也不需要下水道，利用化学物质直接将人类的排泄物转化为肥料。这种马桶内置微型处理设备，用特殊的方法消灭排泄物里的病原体，降解后产出清洁的水和固态物质。这些固态物质可用作肥料，无须再做处理就可以回用农田。

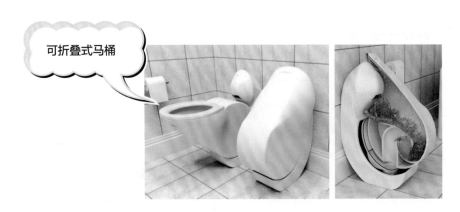

可折叠式马桶

　　国外的一名大学生设计发明了一款名为"lota"的可折叠式马桶，该马桶的外形有点像一把口哨或一个海螺，马桶内部采用滑动铰链和一个滚筒来支撑，当用完马桶后，可以将它折叠起来，折叠后马桶所占用的空间只有普通马桶的三分之一。

　　折叠马桶使用起来与普通马桶也并无区别，整个马桶的外观设计圆润光滑，使我们坐在马桶上面时会感觉非常的舒服。折叠马桶采用独特的 U 形管道设计和智能冲水系统，U 形管道与下水道连接，当上完厕所后，智能冲水系统便会自动开始冲水，小排水口负责冲刷马桶内壁，大排水口负责冲刷排泄物，每次的冲水量只有 2.5 升，比普通马桶更节水。

　　当把马桶折叠起来后，内部的 U 形管和污水管间的连接会自动断开，其中，冲水管和排水管都是软管，可以随意进行弯曲，并且全封闭的设计确保了马桶内部的气味不会散发出来。

创意公厕

　　一个有创意的公厕能在很大程度上提升一个城市的形象，给来这座城市的游客一个良好印象。

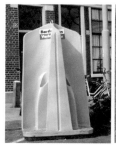
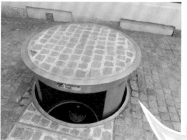

下沉式公厕

　　在荷兰街头，看到最多的除了自行车外，就是造型各异的露天公厕了。政府为了营造良好的市政形象，用心良苦地为露天公厕设计造型，上图就是平时像井盖一样、使用时会上升的露天公厕。

螺旋公厕

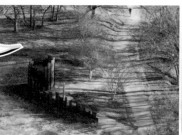
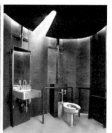

　　这座用生锈的钢板螺旋排列而成的公共厕所位于德克萨斯的一个公园里，设计师选择了考登钢（Corten）———一种带有天然铜锈的耐候钢用作外墙。49块尺寸不同、2厘米厚的钢板松散的嵌入地面，围成螺旋空间，内部设有马桶和洗手池。卫生间里没有安装任何照明和通风系统，将设施成本降到最低，非常环保。

红色折纸公厕

曾获得过 IF 设计奖、红点设计奖、工业设计卓越奖金奖等奖项的田村奈穗在多个设计领域都有涉猎，从三宅一生的手表，到松下的展览，她所尝试的跨度很大，这也给了她更丰富的想象力。田村奈穗将象征日本礼物文化的折纸作为建筑灵感，在建筑顶部设计了红色尖角，传递日本的"待客之心"。私密性、安全性和舒适性也是田村奈穗考虑的重点，她希望使用这个公厕的人，不论种族、年龄、性别、宗教、国籍的差异，都能获得幸福感的体验。

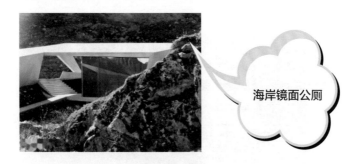

海岸镜面公厕

海岸镜面公厕位于挪威，由奥斯陆工作室 Morfeus Arkitekter 设计，顶部呈现为曲折的线条，延伸通向观景台。沿着挪威北部的风景名胜区安道亚迷人的海岸线行驶，如果在休息区停留，就可以遇见这座特别的厕所，镜面的外墙反射出周边历史悠久的天然岩层。厕所的外墙包裹着抛光的耐酸钢，以晶莹的镜面效果在阳光下清晰地映射出周边的胜景雅致，后壁则由单向镜面玻璃制成，使用者可从内部观览周边的景色，却不用担心被外面窥视。

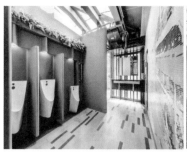
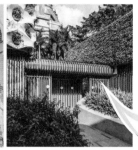

Garden Restroom 是香港索尔兹伯里花园（Salisbury Garden）中屡次获奖的网红公厕，它将自然光引入公厕，同时确保了私密性，创造了独特的用户体验。倾斜的屋顶和种满绿植的白色景观墙，营造出了自然、动态的外观。

"海浪"公厕

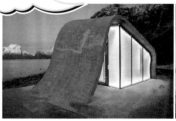
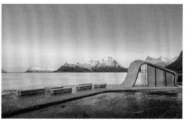

位于挪威的一条风景迷人的海岸公路旁的纪念露台由 Haugen / Zohar Arkitekter 工作室（HZA）设计了一座"海浪"管理公厕，公厕内部装有半透明玻璃，因此从内部照亮时它就像一盏灯。用浇筑混凝土实现的复杂形状，呼应了周围崎岖的原生态地形。

参考文献

[1] 周星 . 道在屎溺——当代中国的厕所革命 [M]. 北京：商务印书馆 ,2019.

[2] 中华人民共和国卫生部，全国爱国卫生运动委员会 . 农村户厕卫生规范：GB 19379—
2012 [S]. 北京：中国国家标准化管理委员会，2012.

[3] 中华人民共和国卫生部 . 粪便无害化卫生要求：GB 7959—2012 [S]. 北京：中国国家标
准化管理委员会，2012.

[4] 李竹 . 厕所革命 [M]. 南宁：广西师范大学出版社 ,2018.

[5] 伊丽莎白·纽伯里 . 不可思议的历史 . 历史上的厕所 [M]. 北京：中信出版集团，2019.

[6] 光诸 . 用两万年修厕所 [M]. 天津：天津出版传媒集团，2018.